T0268140

Pierde grasa, gana vida

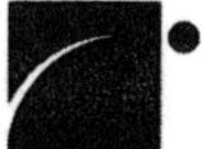

Pierde grasa, gana vida

Dra. Laura Bartolomé

Rocaeditorial

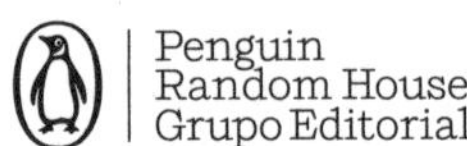

Primera edición: septiembre de 2024

Printed in Spain – Impreso en España

ISBN: 978-84-19965-12-7
Depósito legal: B-11352-2024

Compuesto en Fotoletra, S. A.

Impreso en Unigraf
Móstoles (Madrid)

RE 65127

Índice

Para Andrés, Pepa y Mercedes,
que me cuidaron y guiaron.
Su influencia sigue viva en cada
decisión que tomo.

Quién soy y por qué he escrito este libro

Siempre quise ser médico, quizá porque primero me tocó ser paciente, a una edad demasiado temprana de la que no recuerdo mucho…, solo sentir miedo y más tarde alivio y consuelo, gracias a los que me cuidaron y finalmente me curaron, tras más de un año de una dura enfermedad; o quizá porque no hay ningún médico en mi familia y, cada vez que alguno de los míos caía enfermo, sentíamos un gran desamparo e incertidumbre hasta que dábamos con alguna de esas personas a las que yo consideraba «buenos médicos», que nos daba la mano, nos acompañaba y arrojaba luz a nuestro desconocimiento y desconsuelo.

Sinceramente creo que lo más importante en un doctor es que sea humilde, cercano y empático, y más teniendo en cuenta que en nuestro trabajo tratamos con personas que se encuentran en un momento de vulnerabilidad. Todo lo demás se puede aprender, pero la vocación de ayuda y entrega no se finge, se tiene. Los títulos, los nombramientos y los reconocimientos vienen después…

Terminé mis estudios de Medicina en 2004, y la especialidad de Endocrinología y Nutrición en 2009 en la Universidad Complutense de Madrid. He ejercido en distintos hospitales de la Comunidad de Madrid, hasta llegar al grupo Quirón en 2012, primero en el hospital Rey Juan Carlos, donde fui jefa asociada, y desde hace tres años en la Fundación Jiménez Díaz (FJD) con el mismo puesto. He solicitado recientemente una excedencia para dedicarme a la práctica privada y para escribir este libro.

Con él, pretendo ayudarte a entender mejor en qué consisten la obesidad y el sobrepeso. Quiero acompañarte en la revolución científica que está cambiando lo que creíamos saber al respecto. Son muchos los pacientes que me han pedido que plasmara en un libro lo que les explico en consulta, para que esa información sea accesible a esas personas aún confundidas por los mitos que rodean a todo lo que tiene que ver con la pérdida de grasa.

Este libro también refleja mi forma de entender mi profesión: siempre he compaginado mi labor asistencial y de gestión con la formación, la docencia, la divulgación y mi actividad investigadora. En este sentido, he logrado la titulación de Magister en Medicina Estética y Antienvejecimiento de la Universidad Complutense de Madrid, con mención de honor en 2012; así como una titulación por la prestigiosa IESE Business School (tras completar el programa ejecutivo en gestión de servicios de endocrinología) en 2021. También obtuve el título de Tutor Honorífico en la Universidad Rey Juan Carlos (2021) y he participado directora de los Másteres de Obesidad y Nutrición en la Universidad TECH.

Soy miembro de la Sociedad Española de Endocrinología y Nutrición (SEEN), de la Sociedad Española para el Estudio de la Obesidad (SEEDO) y de la Sociedad Española de Diabetes (SED), y recientemente he comenzado a formar parte de la junta directiva de la Sociedad Española de Hipertensión (SEH-LELHA).

Como jefa asociada en la FJD, he impulsado el desarrollo de distintas consultas monográficas y vías clínicas que han permitido aumentar la eficiencia y llegar a más pacientes. Desde mi puesto actual, he organizado y participado como ponente en multitud de cursos y congresos (como el de Excelencia en Obesidad de la FJD, el Ascend o el de *e-learning* en obesidad del ICOM), he participado en proyectos de salud pública (liderando recientemente el proyecto de dislipemia, en mi área) y en proyectos de gestión de recursos (ideando alertas de laboratorio que han permitido ahorrar importantes partidas económicas, que ahora pueden destinarse a otras áreas).

Cuando deje la medicina, espero que, dentro de muchos años, lo que siempre recordaré serán las personas a las que pude ayudar, o al menos acompañar. Las historias que contaré a mis nietos serán las de mis guardias, sobre todo en aquellas en las que dejé de ser endocrina para convertirme en internista e «ir al frente», para combatir la dichosa covid o cuando me partí un brazo porque me tocó ir a trabajar en medio de la borrasca Filomena... No creo que a mis nietos les interese mucho más de mi currículum, por orgullosa y agradecida que yo me sienta.

Introducción

> La medicina cura enfermedades, pero solo los médicos con corazón pueden curar a las personas.
>
> CARL JUNG

La era del modelo paternalista, donde los médicos dictaban instrucciones y los pacientes las seguían sin rechistar, ha quedado atrás. Hoy reconocemos la importancia de deshacernos de esta relación jerárquica, injusta y obsoleta. La única forma de hacerlo es empoderando a nuestros pacientes, proporcionándoles el conocimiento necesario para que tomen decisiones informadas sobre su salud y autocuidado. El objetivo consiste en ofrecer un abanico de posibles soluciones para cada problema de salud, sobre las cuales consensuar las decisiones.

Sin embargo, nos enfrentamos a un desafío práctico: el tiempo. Es imposible que, en consultas de diez, quince o, en el mejor de los casos, treinta minutos, el médico pueda realizar una evaluación clínica completa, diagnosticar con precisión, plantear tratamientos y gestionar el seguimiento (rellenando recetas, volantes...), todo mientras se comunica de manera efectiva y empática con el paciente.

Creo que, más allá de las guardias, el sueño, el cansancio..., lo que más me agotó durante mi época en la sanidad pública fue vivir a contrarreloj, ir siempre con retraso, quedarme con las ganas de seguir hablando con el paciente (que había esperado semanas o meses para verme).

Los médicos siempre hemos intentado paliar esta falta de tiempo de alguna manera para que la atención al paciente no se viera mermada; los hay que son extremadamente eficientes y escriben a la velocidad del rayo mientras hablan con el paciente, mientras que otros, entre los que me incluyo, teníamos que quedarnos fuera de nuestro horario para revisar las historias y preparar la consulta del día siguiente. En cualquier caso, a mí me resultaba muy estresante y frustrante.

En esa época era consciente de que en muchas ocasiones el paciente se iba de la consulta con un diagnóstico y una receta sin entender bien ni qué le pasaba, ni por qué debía seguir unas indicaciones dadas de una manera paternalista, sin muchas explicaciones..., créeme que no era por falta de ganas. Sé que, en otros países, hay una persona pasando con el médico, que se encarga de la parte más burocrática, y que ya hay ramas de la inteligencia artificial que se están especializando en la transcripción de la consulta, para facilitar la realización del informe médico y los volantes.

Pero, por ahora, creo que este es uno de los motivos por los que hay tanto incumplimiento terapéutico. Si no entiendes la necesidad de tomarte un fármaco o tienes miedo a posibles efectos secundarios que no te han contado, pero que has oído en tu entorno, es normal que no sigas las recomendaciones. También creo que por este tipo de grietas del sistema es por donde entran las llamadas «terapias alternativas», a menudo muy costosas y sin ningún fundamento científico.

Si el paciente no se siente comprendido ni escuchado, interpretará que su médico no está actualizado y no lo puede ayudar, y buscará la solución donde pueda, aunque tenga menor base científica, con las consecuencias que todos conocemos, perder su tiempo, su dinero y su salud por el camino.

La ciencia ha avanzado mucho en los últimos años y, gracias al esfuerzo de muchos profesionales, sigue haciéndolo, pero si no somos capaces de transmitir estos avances y conocimientos a nuestros pacientes, no servirá de nada. Seguiremos en un ambiente de escepticismo, bulos e incluso en ocasiones pensamiento paranoide acerca de los nuevos tratamientos.

Este es el motivo por el que solicité mi excedencia de un tipo de sanidad en el que creo profundamente —un sistema que proporciona cobertura universal y garantiza la equidad— y empecé hace unos meses a ejercer en la sanidad puramente privada. Ojalá lo hubiera podido tener todo, es decir, tiempo suficiente dentro de un modelo de atención justo y universal, en el que no importasen los recursos económicos del paciente.

Actualmente disfruto mucho más de mi consulta. Conozco a mis pacientes y en muchos casos hasta a sus familias. Los puedo ver con la periodicidad que necesiten y, entretanto, estamos en contacto a través de correos, WhatsApp o llamadas. He vuelto a conectar con mi profesión.

Aun así, hay veces en las que siento que les habría contado más, que no he profundizado en algún aspecto que me parecía esencial, en el proceso que estaba viviendo el paciente... Es en este punto donde empecé a darle vueltas a cómo contar más y mejor los conocimientos que he ido adquiriendo a lo largo de estos últimos veinte años, y surgieron los pódcast, los talleres y, por último, la idea de un libro.

Espero sinceramente que estas páginas sean una herramienta útil para ti, que buscas comprender mejor esta compleja y heterogénea enfermedad que es la obesidad, ofreciéndote más recursos para cuidarte mejor, empoderándote y evitando así que el escaso tiempo del que disponen los médicos sea un obstáculo en tu salud.

Advertencia

La medicina es una ciencia en constante evolución, afortunadamente. Lo expuesto en estas páginas corresponde al conocimiento disponible en la fecha de la impresión del libro. Es posible que, cuando lo leas, el criterio se haya actualizado: consulta con tu médico en caso de duda.

1

¿De qué hablamos cuando hablamos de obesidad? ¿Estamos realmente ante una pandemia?

> La obesidad es a menudo un signo visible de batallas invisibles, incluyendo predisposiciones genéticas y ambientes tóxicos que no fomentan opciones saludables.
>
> DOCTOR DAVID S. LUDWIG

Definición: Según la OMS, la obesidad es una enfermedad compleja, heterogénea, recurrente, crónica y multifactorial.

Hay un movimiento para que cambie el nombre de la obesidad, para dejar claro que en el fondo se trata de una enfermedad del tejido adiposo, en la que importa su cantidad, su distribución y funcionalidad. **La obesidad es, en definitiva, una enfermedad derivada de un exceso de tejido adiposo disfuncional**, por lo que el nombre que se propone en la actualidad es «enfermedad crónica metabólica adiposa».

Comprendo que nos topamos con dos palabras desalentadoras. Por un lado, entiendo que pueda resultar polémico considerarla una enfermedad, pero esta denominación es precisamente la que posibilita dedicar recursos, investigación y fármacos a su tratamiento. Por otro lado, resulta frustrante que en su definición se incluya la palabra «crónica», pero como explicaré cuando profundice en su fisiopatología, no siempre es así. En ocasiones, más que de una enfermedad crónica se tratará de una situación reversible, aunque he de reconocer que este último punto es una visión personal, no una distinción que aparezca en los manuales.

En condiciones fisiológicas normales, el 80 por ciento de nuestra grasa total se encuentra en el tejido subcutáneo. Entre la población adulta sin obesidad, la grasa corporal representa entre el 12 y el 25 por ciento del peso corporal en hombres, y entre el 20 y el 32 por ciento en las mujeres.

Cuando nuestro cuerpo acumula un exceso de grasa, el tejido adiposo subcutáneo se expande de dos maneras: mediante el aumento del número de células grasas (hiperplasia) y el aumento del tamaño de estas células (hipertrofia).

Este crecimiento del tejido adiposo puede causar problemas con la vascularización, es decir, la red de vasos sanguíneos encargada de suministrar oxígeno y nutrientes a las células grasas. Si la vascularización no puede seguir el ritmo del crecimiento del tejido adiposo, las células grasas no reciben suficiente oxígeno, lo que provoca estrés y daño en el tejido.

El daño en el tejido adiposo activa una respuesta del sistema inmunológico, que infiltra la grasa con células inmunitarias para intentar reparar el daño, provocando inflamación. En casos graves, puede desarrollarse fibrosis, que es la formación de tejido cicatricial.

La inflamación del tejido adiposo lleva a la liberación de ácidos grasos y mediadores inflamatorios, conocidos como adipoquinas, en el torrente sanguíneo. Entre estas sustancias se incluyen la leptina, IL-6 y TNF-alfa, que fomentan un estado de inflamación crónica de bajo grado en el cuerpo. Al mismo tiempo, disminuye la producción de adiponectina, una hormona antiinflamatoria.

La inflamación crónica resultante provoca que el cuerpo redirija el almacenamiento de grasa a otras áreas, como los adipocitos viscerales (grasa alrededor de los órganos internos) y depósitos de grasa ectópicos (grasa en lugares no habituales como el hígado y los músculos). Esta redistribución de grasa aumenta el riesgo de desarrollar enfermedades metabólicas, como la diabetes tipo 2 y enfermedades cardiovasculares.

En resumen, el exceso de grasa subcutánea puede desencadenar inflamación y fibrosis, liberando sustancias inflamatorias en la sangre y promoviendo la acumulación de grasa en áreas más peligrosas, como alrededor de los órganos internos y en sitios ectópicos.

Cuando pierdes peso, estos adipocitos se vacían y mejora su oxigenación, baja la inflamación..., pero la hiperplasia y la fibrosis no regresan del todo, y este tejido se convierte en una especie de esponja que tiende a llenarse de nuevo rápidamente ante cualquier superávit calórico. Es por ello por lo que la consideramos una enfermedad crónica y recurrente.

Se trata de una situación reversible cuando se logra resolver antes de que aparezcan estos mecanismos adaptativos de hiperplasia, hipertrofia y fibrosis. Es decir, **cuanto más tiempo pasemos con un exceso de peso, más tenderá a cronificarse.**

La tendencia de los individuos a desarrollar complicaciones asociadas al exceso de peso depende, por un lado, de la capacidad de expansión de su tejido adiposo subcutáneo y, por otro, de la tendencia de acumular grasa ectópica en órganos como el hígado o en otros como el corazón. Esta tendencia está muy determinada por nuestra genética.

En cuanto a sus cifras, **hay que reconocer que estamos ante una pandemia y que su prevalencia sigue aumentando exponencialmente.** Hoy en día sabemos que afecta a más de mil millones de personas en todo el mundo. Este alarmante dato proviene de un estudio exhaustivo de la Organización Mundial de la Salud (OMS), publicado en *The Lancet,* que muestra cómo la obesidad se ha convertido en la forma más prevalente de malnutrición en la mayoría de los países. El análisis, que compiló información de más de 3.600 estudios realizados entre 1990 y 2022, revela que la obesidad en niños y adolescentes es ahora cuatro veces mayor que hace tres décadas, y entre los adultos, las cifras se han duplicado para las mujeres y casi triplicado para los hombres.

A pesar de la disminución global del bajo peso gracias a las mejores condiciones de vida y al desarrollo económico, ningún país ha logrado reducir la tasa de obesidad. Este fenómeno afecta tanto a naciones ricas como a las de bajos ingresos, lo cual refleja que insuficiente nutrición y obesidad son dos caras del mismo problema: la falta de acceso a dietas saludables.

Francesco Branca, director del Departamento de Nutrición y Seguridad Alimentaria de la OMS, resalta que, mientras algunos niños sufren por falta de alimentos nutritivos, otros enfrentan riesgos de enfermedades graves, como diabetes y cáncer, debido a la obesidad. Según el estudio del Imperial College de Londres, 878 millones de adultos y 160 millones de niños sufren de obesidad a nivel mundial, un aumento significativo desde 1990.

En España un estudio del año pasado situaba su prevalencia en torno al 19 por ciento en hombres y al 18 por ciento en mujeres.

Llegados a este punto, toca describir cómo se realiza el diagnóstico de obesidad en nuestras consultas y qué limitaciones y áreas de mejora tenemos en este sentido.

Aunque desde hace ya más de una década los endocrinos intentamos huir del diagnóstico de obesidad basado en el índice de masa corporal (IMC), es una medida que por ahora se sigue utilizando, dado lo fácil que es obtenerlo y reproducirlo.

El índice de masa corporal es la cifra que resulta de dividir nuestro peso en kilos por nuestra altura en metros al cuadrado. Basándonos en el resultado, hemos dividido el diagnóstico y los grados de obesidad según la siguiente tabla:

OMS (kg/m^2)	Valores de IMC	**SEEDO** (kg/m^2)	Valores de IMC
Normopeso	18,5-24,9	**Peso insuficiente**	< 18,5
Sobrepeso	25-29,9	**Normpeso**	18,5-24,9
Obesidad grado 1	30-34,9	**Sobrepeso grado 1**	25-26,9
Obesidad grado 2	35-39,9	**Sobrepeso grado 2 (preobesidad)**	27-29,9
Obesidad grado 3	≥ 40	**Obesidad grado 1**	30-34,9
		Obesidad grado 2	35-39,9
		Obesidad grado 3 (mórbida)	40-49,9
		Obesidad grado 4 (extrema)	≥ 50

IMC: índice de masa corporal.

Tabla 1. Criterios de la organización Mundial de la Salud (OMS) y de la sociedad Española para el Estudio de la Obesidad (SEEDO), para la definición de la obesidad en gordos según el IMC.

Pero, como vemos, esta medida no informa de la cantidad, función o distribución de la grasa corporal, que es lo más importante para definir la obesidad, por lo que debemos acompañar esta cifra de otros datos.

Debemos tener en cuenta que un IMC de 30 en un deportista, en quien buena parte del peso proviene de su masa muscular, no tendrá un diagnóstico de obesidad. Tampoco resultará adecuado para gestantes ni en pacientes con edemas, y es necesario adaptarlo en la población infantil y en pacientes mayores.

Con el objetivo de poner el foco en la composición corporal y no en el peso del individuo, será necesario disponer como mínimo de estos datos:

Perímetro de cintura: Es una estimación simple, que se relaciona muy bien con nuestra grasa más problemática, la visceral.

Está bien establecida la relación del perímetro de cintura con patologías metabólicas como la diabetes o el riesgo cardiovascular, pero tenemos la limitación de que actualmente no existe consenso sobre el protocolo óptimo para la medición. La forma más aceptada es la que toma como referencia el punto medio entre la última costilla y la cresta ilíaca, pero también puede considerarse como válido el punto de más protuberancia abdominal o el nivel del ombligo.

Los valores de corte en la población caucásica están establecidos en más de 88 centímetros en la mujer y más de 102 en el varón.

Medida	Límite superior de la normalidad	
	Varones	Mujeres
Índice cintura/cadera	1	0,9
Circunferencia de la cintura (cm)	102	88

Tabla 2. Datos antropométricos para la evaluación de la distribución de la grasa corporal.

Índice cintura cadera: Es una medida simple pero útil para determinar la distribución de la grasa corporal. Para la cadera se utiliza el punto de diámetro máximo (en general a mitad del glúteo). Entonces se divide el perímetro de la cintura entre el perímetro de la cadera (ambos en centímetros). Se considera patológico si es mayor que 0,9 en hombres y mayor que 0,85 en mujeres.

El **método CUN-BAE**, desarrollado por investigadores de la Clínica Universidad de Navarra, es una fórmula para estimar la adiposidad corporal a partir de parámetros como la edad, el sexo y el IMC. Aunque su fórmula es compleja y poco visual, hay páginas con la hoja de cálculo incluida que nos facilitan su cálculo. Lo ideal sería un porcentaje de grasa en varones por debajo del 25 por ciento y en mujeres por debajo del 32 por ciento.

Por otro lado, vamos disponiendo de técnicas que nos ayudan en el diagnóstico:

- La **BIA o impedancia bioeléctrica.** Es el método principal y el más utilizado en la práctica clínica actual para evaluar la composición corporal. Se trata de una técnica válida, precisa, sensible, no invasiva, de bajo coste, reproducible y con escasa variabilidad interoperador. Los fundamentos físicos de la BIA se basan en la resistencia que ofrece el cuerpo al paso de una corriente eléctrica alterna constante a través de las estructuras biológicas. Mediante distintas fórmulas obtiene una estimación del compartimento graso, masa magra y agua.

- La **ecografía nutricional**. Otra técnica muy interesante y en la que cada vez nos vamos formando más endocrinos. Es portátil y no invasiva, pues determina las medidas a través de ultrasonido para evaluar la composición corporal del organismo. Está compuesta por dos dimensiones, centradas en la valoración de la masa libre de grasa (**ecografía muscular**) y en la evaluación de la masa grasa (**ecografía de tejido adiposo**). Es importante destacar que también nos da información sobre la infiltración adiposa del músculo, que se caracteriza por un aumento de la ecogenicidad.

Se utilizan otras técnicas de imagen, con mayor precisión, pero limitadas a ensayos clínicos por su escasa disponibilidad en la práctica clínica habitual, como la DEXA, la RMN o el TAC.

Por último, nos interesa conocer no solo la masa muscular, sino su funcionalidad, y para ello se utiliza la dinamometría o fuerza de prensión en miembros superiores y otras pruebas como la de velocidad de la marcha, donde se mide el tiempo que se tarda en recorrer una distancia de cuatro metros en llano y libre de obstáculos; el punto por debajo de 0,8 metros/segundo identifica a aquellos sujetos con bajo rendimiento físico.

Para finalizar, hay que incidir en la necesidad de fenotipar la obesidad e individualizar la atención a los pacientes. Fenotipar significa describir, teniendo en cuenta las peculiaridades del paciente, la enfermedad. Hay que apoyar el diagnóstico con las posibles causas que operan en el paciente, complicaciones asociadas, tiempo de evolución, respuesta a los tratamientos previos... No todas las obesidades son iguales.

2

¿Qué determina mi composición corporal? ¿Por qué dos personas que comen lo mismo no pesan lo mismo?

> La empatía debe ser la base de nuestro enfoque de la obesidad, reconociendo que la genética carga el arma, pero el ambiente aprieta el gatillo.
>
> Doctora Roxane Gay

En el capítulo anterior comenzamos a desentrañar la complejidad de la obesidad; una enfermedad con raíces multifactoriales que trasciende la antigua y simplista visión de un mero desequilibrio energético, donde las calorías consumidas superan a las gastadas.

Ahora entendemos que **la obesidad es el resultado de una interacción dinámica entre factores genéticos, ambientales y de comportamiento.** Este enfoque más detallado y riguroso nos permite ofrecer soluciones más precisas y efectivas para quienes enfrentan esta situación Al profundizar en los mecanismos biológicos y sociales que contribuyen a la obesidad, nuestra capacidad para comprender y tratar esta enfermedad se enriquece, permitiéndonos abordarla con una mayor empatía y eficacia.

Nuestros genes no han cambiado mucho con respecto a los que tenían nuestros antepasados de las cavernas; lo que ha cambiado más es nuestro ambiente, y nuestros genes no se llevan bien con nuestro ambiente actual.

Vamos a describir brevemente cuáles son los factores determinantes y los factores contribuyentes en el desarrollo de la obesidad.

Factores determinantes

Genética

Nuestros genes pueden influir en el metabolismo, el apetito y la saciedad, así como en la forma en que el cuerpo almacena y utiliza la energía.

La historia clínica y familiar permite una aproximación a la contribución de posibles mutaciones.

A nivel genético se puede dividir la obesidad en dos categorías:

1. **Monogénica.** Implica deleciones cromosómicas o defectos de un solo gen, y se manifiesta habitualmente antes de cumplirse los cinco años. Se calcula que entre un 5 y un 10 por ciento de las personas que consultan por obesidad pueden tener un contribuyente genético mayor.
2. **Poligénica.** También conocida como obesidad común o no sindrómica, resultado de cientos de polimorfismos, siendo cada uno de ellos un pequeño efecto favorecedor de la obesidad.

La herencia genética es responsable del 40 al 75 por ciento de todas las causas de obesidad, un porcentaje modulado por la influencia epigenética.

La epigenética se refiere a cómo los factores ambientales pueden influir en la expresión de nuestros genes. Aspectos como la disponibilidad de alimentos poco saludables, un estilo de vida sedentario y la exposición a disruptores hormonales pueden intensificar los efectos de los genes asociados a la obesidad.

Hay estudios muy interesantes que evalúan la respuesta a una sobrecarga de hidratos de carbono en distintas poblaciones, y se ve que, en las personas con obesidad, esta energía aportada se destina a su almacenamiento en el tejido adiposo; en cambio, en personas con peso saludable esa energía acaba disipándose en sus mitocondrias. Asimismo hay mucha influencia genética en la determinación del apetito y la saciedad, y esto, entre otros factores, explica por qué, comiendo lo mismo, hay personas que ganan peso y otras no.

En la actualidad se está avanzando mucho en los estudios de estos polimorfismos y en la epigenética, pero por ahora no se han llegado a implementar cambios en la práctica clínica basados en estos estudios; es decir, no nos permiten un abordaje personalizado en la prescripción de la atención o tratamiento del paciente.

Enfermedades

Hay enfermedades que actúan como determinantes de la obesidad. A este tipo de obesidad se la considerará secundaria o derivada de dichas enfermedades, por eso es muy importante que el médico las descarte antes de plantear el modo de atender al paciente.

1. Síndrome de Cushing

Esta enfermedad es causada por niveles excesivamente altos de cortisol en el cuerpo, lo cual puede ser el resultado de ciertos medicamentos (como el uso prolongado de corticosteroides) o por tumores que producen cortisol en las glándulas suprarrenales o su precursor, la ACTH, sintetizada en la hipófisis, una glándula en la base del cerebro que controla las demás glándulas del cuerpo. El síndrome de Cushing lleva a la acumulación de grasa en áreas específicas como el abdomen, la cara (cara de luna llena) y la parte superior de la espalda (giba).

2. Hipotiroidismo

Aunque no es una enfermedad exclusiva de las mujeres, es más prevalente en ellas (diez veces más que en los hombres).

Las hormonas tiroideas influyen en el metabolismo basal, es decir, la cantidad de calorías que quemamos en el mantenimiento de nuestras funciones vitales, por lo que, cuando hay hipotiroidismo, el metabolismo basal disminuye, aumentando la tendencia a ganar peso. Aun así, este aumento de peso no suele ser muy llamativo en términos absolutos y no está asociado al aumento del apetito, que en algunos casos puede incluso disminuir.

3. Síndrome de ovario poliquístico (SOP)

El síndrome de ovario poliquístico (SOP) es muy común; afecta hasta al 10 por ciento de las mujeres, dependiendo del área geográfica. Este síndrome está estrechamente relacionado con el aumento de peso y puede ser tanto una causa como una consecuencia del exceso de peso. Las mujeres que lo padecen a menudo se encuentran atrapadas en un círculo vicioso: les resulta más difícil perder peso, y a medida que aumenta la grasa corporal, el síndrome tiende a empeorar. Este ciclo perpetúa las dificultades para manejar tanto el peso como los síntomas del SOP, complicando aún más su tratamiento.

Se requieren dos de estos tres criterios para hacer el diagnóstico:

- Reglas irregulares, en general con ciclos muy alargados, que sugieren ciclos anovulatorios.
- Signos clínicos de hiperandrogenismo, entre los que destacan el hirsutismo (o exceso de vello en áreas típicamente masculinas como el mentón o parte baja de la espalda), acné y alopecia y/o datos de elevación de andrógenos en la analítica.
- Datos ecográficos de ovarios poliquísticos (más de doce folículos por ovario o un volumen aumentado, de más de diez centímetros cúbicos).

Una de las causas que contribuyen al desarrollo de este síndrome, presente en la mayoría de las mujeres diagnosticadas, es la resistencia a la insulina.

La insulina es la hormona que se encarga del transporte de glucosa al interior de los tejidos. En el músculo y en el hígado esta glucosa se acumula en forma de glucógeno.

Por otro lado, es la hormona que consigue almacenar las grasas circulantes provenientes de la alimentación dentro del adipocito, en forma de triglicéridos. Es decir, es una hormona que *ahorra* energía favoreciendo el almacenamiento de la misma.

En la resistencia a la insulina, lo que está deteriorado es su capacidad de producir estos efectos tras unirse a su receptor, por lo que el organismo intenta contrarrestar este problema aumentando su cantidad; y al haber más insulina, esta es capaz de unirse a receptores que aún están intactos (los propios de la insulina y otros, como los de la IGF1 o Factor de Crecimiento Insulínico Tipo 1). Este es el motivo por el que la obesidad se convierte en un círculo vicioso, es decir, a mayor obesidad (principalmente abdominal), más resistencia a la insulina, y cuanta más resistencia a la insulina, más tendencia a la obesidad.

4. Insulinoma

Aunque es raro, un insulinoma es un tumor del páncreas que produce insulina en exceso. Este exceso de insulina puede llevar a la hipoglucemia, que a su vez puede estimular el aumento del apetito y provocar aumento de peso. En este caso, el motivo de consulta de los pacientes no suele ser el exceso de peso, sino la presencia de hipoglucemias, principalmente en ayunas.

El exceso de insulina en sí mismo, como hemos visto en el punto anterior, también facilita el aumento de peso.

5. Hipogonadismo

→ **Hipogonadismo en hombres.** El hipogonadismo en hombres se caracteriza por la reducción de los niveles de testosterona, la principal hormona sexual masculina. Esta condición puede contribuir significativamente al aumento de peso y la acumulación de grasa corporal, especialmente en el área abdominal. La testosterona es crucial para regular el metabolismo y la distribución de la grasa, además de influir en la masa muscular. Cuando los niveles de testosterona son bajos, los hombres pueden experimentar una disminución de la masa muscular y un aumento de la grasa corporal, afectando no solo la composición corporal, sino también disminuyendo la tasa metabólica basal, lo que facilita aún más el aumento de peso. Además, el hipogonadismo está asociado con una disminución de la energía y la motivación para la actividad física, lo que agrava aún más el problema del peso.

→ **Hipogonadismo en mujeres.** En mujeres, el hipogonadismo se manifiesta como una reducción en los niveles de estrógenos, las principales hormonas sexuales femeninas. Los estrógenos juegan un papel fundamental en la regulación del metabolismo, la distribución de la grasa y la sensibilidad a la insulina. Cuando los niveles de estrógenos disminuyen, como ocurre en la menopausia, las mujeres pueden experimentar un aumento de peso y una redistribución de la grasa hacia la región abdominal. Esto no solo incrementa el riesgo de obesidad, sino que también se asocia con un mayor riesgo de desarrollar resistencia a la insulina y diabetes tipo 2. La falta de estrógenos también puede llevar a una disminución de la densidad ósea y una mayor fatiga, lo que reduce la capacidad y el deseo de realizar actividad física, contribuyendo aún más al aumento de peso y a los problemas metabólicos.

6. Depresión y/o ansiedad

Pueden ocasionar alteraciones en nuestro apetito y dificultar nuestra predisposición para hacer ejercicio. Algunos de los fármacos utilizados en estas patologías también pueden contribuir al exceso de peso. Profundizaremos en este aspecto en los siguientes capítulos.

Factores contribuyentes

Regulación del apetito

El apetito es un mecanismo biológico que nos indica cuándo tenemos hambre y cuándo estamos saciados, por lo que su correcto funcionamiento es esencial para mantener un peso saludable. La falta de regulación del apetito puede llevar a una ingesta excesiva de alimentos, sobre todo de aquellos ricos en calorías y baja calidad nutricional, lo cual contribuye significativamente al desarrollo de la obesidad.

Los mecanismos que regulan el apetito son muy complejos, pero vamos a intentar simplificarlos con la distinción entre hambre fisiológica y hambre emocional.

Hambre fisiológica

Está asociada a la sensación de estómago vacío. Nuestra supervivencia depende de la capacidad de obtener alimentos para cubrir las necesidades metabólicas inmediatas y almacenar el exceso de energía en forma de grasa para satisfacer las demandas metabólicas durante el ayuno.

Para que el organismo pueda regular esta función tan importante, dispone de dos centros de control esenciales: **el hipotálamo,** que recibe señales periféricas relacionadas con el nivel de energía disponible y el estado de nuestras reservas adiposas, y **la corteza prefrontal**, particularmente su segmento derecho, que actúa como un centro de control conductual crucial para la toma de decisiones y la evaluación de las consecuencias a largo plazo.

La comunicación de nuestro organismo con estos centros se realiza mediante hormonas y neurotransmisores.

Hormonas

1. La grelina, conocida como la «hormona del hambre», se secreta en el estómago vacío.
2. La leptina, conocida como la «hormona de la saciedad», tiene el efecto contrario y se produce en el tejido adiposo. Esto nos podría llevar a pensar que los pacientes con obesidad tienen mayor sensación de saciedad al tener niveles más altos de leptina. El problema es que los pacientes desarrollan resistencia a la acción de esta hormona, por lo que cada vez necesitan niveles más altos para lograr el mismo efecto.

   Existen mutaciones del gen de la leptina que causan obesidad severa porque impiden que las personas experimenten saciedad, lo que las hace tener hambre y la necesidad de comer constantemente. Este tipo de mutaciones suele diagnosticarse en los primeros años de vida.
3. La insulina. Todos hemos notado que cuando ingerimos algo dulce, a la hora y media o dos horas tenemos un hambre voraz, en general otra vez de azúcar. Esto se debe a que nuestro organismo siempre busca la estabilidad o el equilibrio. Cuando tomamos un hidrato de carbono de rápida absorción, se produce un pico de insulina que hace que bajen los niveles de glucosa en el organismo (que se han elevado por la ingesta de dicho alimento). El cuerpo detecta esta bajada de glucosa como una alarma de que nos estamos quedando sin combustible y nos anima a comer más. Este mecanismo es aún más pronunciado en pacientes con resistencia a la insulina, como explicaremos más adelante.
4. Los péptidos intestinales. La llegada de nutrientes a la parte proximal del intestino estimula la liberación de péptidos, que mandan señales de saciedad al cerebro.

Los principales son CCK, GLP-1, GIP y PYY, y constituyen en la actualidad la principal diana terapéutica de los tratamientos farmacológicos.

Hambre emocional

Todos hemos experimentado el placer que producen determinados alimentos (principalmente los más apetitosos, ricos en grasas y azúcares). Esto se debe a que los sistemas de recompensa de los que disponemos los seres humanos nos animan a repetir comportamientos que aseguran nuestra supervivencia, como el sexo con la finalidad de procrear o la alimentación para conseguir la energía necesaria.

Uno de los mediadores de este sistema de recompensa es la famosa dopamina, que calma nuestra ansiedad, y esto explica que busquemos su secreción ante situaciones de inquietud o estrés.

Estudios recientes señalan que en individuos con obesidad la respuesta de dopamina con determinados alimentos es menor, por lo que necesitan mayor cantidad para conseguir la misma respuesta que obtienen individuos con porcentajes de grasa más bajos.

Otros neurotransmisores implicados en esta vía de recompensa serían **las endorfinas y los endocannabinoides endógenos.**

Los endocannabinoides pueden estimular el apetito a través de su acción en los receptores cannabinoides (CB1 y CB2) localizados en el cerebro y el sistema digestivo. La activación de estos receptores promueve la ingesta de alimentos al aumentar el placer y la recompensa que se experimenta al comer, especialmente alimentos altos en grasa y azúcares. Además, se ha observado que los niveles de endocannabinoides pueden incrementarse en respuesta al ayuno o a una restricción dietética prolongada, y esto sugiere que el sistema de endocannabinoides puede estar implicado en mecanismos compensatorios para aumentar la ingesta de alimentos durante periodos de escasez.

En el pasado se utilizaron antagonistas de los receptores de endocannabinoides como diana terapéutica para el tratamiento farmacológico de la enfermedad; el problema es que no solo quitaban las ganas de comer, sino también las ganas de vivir, por lo que terminaron siendo retirados del mercado.

En esta parte más emocional influirían también **factores ambientales,** como los horarios de comida y la apariencia de los alimentos, involucrando de esta manera también nuestros **sentidos,** campo en el que profundizaremos en los próximos capítulos.

Sedentarismo

La falta de actividad física reduce el gasto energético, lo cual puede conducir a un aumento de peso. Además, el sedentarismo se asocia a varios factores perjudiciales para la salud, incluyendo un mayor riesgo de enfermedades cardiovasculares, la pérdida de masa muscular y problemas posturales y de columna vertebral debido a la falta de movimiento. Vamos a dedicar un capítulo al ejercicio, por lo que por ahora no me extenderé más.

Alimentos ultraprocesados y tamaño de las porciones

Vivimos en un ambiente obesogénico, marcado por la fácil disponibilidad de alimentos poco saludables y campañas publicitarias que fomentan su consumo, lo cual influye significativamente en nuestros hábitos alimenticios. Los alimentos ultraprocesados, como comidas rápidas, preparaciones congeladas, *snacks* y carnes procesadas, suelen ser altos en calorías, grasas trans, sal y azúcares añadidos. Estos productos son extremadamente apetecibles y pueden generar dependencia, dificultando así el control de las porciones consumidas. A menudo se comercializan en grandes tamaños o en ofertas combinadas que incentivan el consumo excesivo. Además, estos productos suelen contener calorías vacías, es decir, aportan muchas calorías, pero carecen de los nutrientes esenciales que nuestro cuerpo necesita para su correcto funcionamiento.

En la década de 1970 una hamburguesa estándar en una popular franquicia de comida rápida pesaba aproximadamente 100 gramos, y contenía cerca de 250 calorías. Hoy en día la misma franquicia ofrece hamburguesas que superan fácilmente los 200 gramos y alcanzan hasta 600 calorías o más, dependiendo de los ingredientes adicionales como queso, tocino y salsas especiales.

Paralelamente, el tamaño de los refrescos ha mostrado un aumento similar. En los años setenta el tamaño típico de un refresco era de aproximadamente 200 mililitros. Actualmente los tamaños medianos en muchas cadenas comienzan en 500 mililitros, y los tamaños grandes pueden alcanzar hasta 800 mililitros o más, conteniendo más de 300 calorías, únicamente provenientes de azúcares añadidos.

Este aumento en el tamaño de las porciones no se limita solo a las hamburguesas y los refrescos, sino que es un fenómeno observado en numerosos productos ofrecidos por franquicias de comida rápida, incluyendo patatas fritas, postres y otros *snacks*. Este crecimiento refleja una estrategia de marketing destinada a ofrecer un supuesto mayor valor a través de porciones más grandes, pero también ha coincidido con un aumento en la tasa de obesidad en muchas sociedades.

Estrés y falta de sueño

El estrés es un factor clave en el aumento de peso. Cuando nos enfrentamos a situaciones estresantes, nuestro cuerpo libera hormonas como el cortisol, que pueden incrementar el apetito y promover la acumulación de grasa. Además, el estrés a menudo conduce a hábitos alimentarios poco saludables, como comer en exceso, picar comida entre horas o incluso llegar a tener atracones

La falta de sueño también juega un papel importante en el aumento de peso. Numerosos estudios han vinculado la falta de sueño con un mayor riesgo de obesidad. Dormir insuficientemente provoca cambios hormonales que incrementan el apetito y disminuyen la sensación de saciedad, lo que frecuentemente provoca la elección de alimentos menos saludables, ricos en grasas y azúcares. Además, la falta de sueño reduce la motivación para realizar actividad física, contribuyendo así a un estilo de vida sedentario y perpetuando un círculo vicioso que deteriora la salud.

Son temas tan importantes que les dedicaremos parte de un capítulo más adelante.

Edad

A medida que envejecemos, es común que el proceso de ganar peso se vuelva más pronunciado. Esto se debe a varios factores, incluyendo la disminución del metabolismo, la pérdida de masa muscular y los cambios hormonales. A partir de los treinta años, nuestra tasa metabólica basal, que es la cantidad de energía que el cuerpo necesita para funcionar en reposo, disminuye aproximadamente un 2-3 por ciento cada década.

Microbiota

Nuestra microbiota intestinal, que exploraremos en detalle más adelante, juega un rol crucial y significativo en el metabolismo, la absorción de nutrientes y la regulación del peso corporal. Diversos estudios han revelado que los cambios en su composición pueden estar detrás de varios trastornos, incluyendo la obesidad.

Esta microbiota se compone de una compleja comunidad de microorganismos, incluyendo bacterias que podemos clasificar como «buenas» y «malas». La interacción entre estas bacterias es muy estrecha, y un desequilibrio en sus proporciones puede interferir en la correcta absorción de nutrientes promoviendo un mayor almacenamiento de grasa y, por ende, un aumento de peso.

Además, ciertas bacterias pueden generar compuestos que activan la inflamación crónica, la resistencia a la insulina y una acumulación excesiva de grasa, todos ellos factores críticos en el desarrollo de la obesidad. Por ello es esencial mantener una diversidad y un equilibrio saludables en nuestra microbiota intestinal para ayudar a controlar el peso corporal.

Fármacos

Algunos medicamentos pueden influir significativamente en el aumento de peso. Específicamente ciertos antidepresivos, antisicóticos y anticonvulsivos están vinculados con efectos secundarios que incluyen el incremento de peso. Estos fármacos pueden impactar en el metabolismo, modificar los niveles hormonales o incrementar el apetito, factores que contribuyen al aumento de peso. Es importante estar al tanto de estos posibles efectos al considerar tratamientos médicos.

Contaminación y disruptores neuroendocrinos

«El código postal da más información que el código genético» sobre nuestro estado de salud y propensión a determinadas enfermedades, según Bill Davenhall.

Al igual que la microbiota, es un campo de estudio sobre el que aún sabemos poco, pero que cada vez acumula más estudios e investigación.

Los disruptores endocrinos son sustancias químicas que confunden a nuestro organismo haciéndose pasar por hormonas. Estos compuestos se encuentran en muchos productos de uso diario, incluidos plásticos, pesticidas y cosméticos. Compuestos como el bisfenol A (BPA), ftalatos y algunos tipos de pesticidas pueden alterar nuestro equilibrio hormonal, crucial para mantener un metabolismo saludable.

Las investigaciones apuntan a que los disruptores pueden tener efectos sobre la ingesta, el gasto calórico y la acumulación de grasa. La susceptibilidad dependerá de la edad del paciente, el sexo, la dosis y el tiempo de exposición.

Determinantes socioeconómicos de la obesidad

Son fundamentales para comprender las desigualdades en la salud, incluyendo la prevalencia y distribución de la obesidad. Hay distintos factores que explicarían estas diferencias:

1. **Desigualdades económicas.** Las personas con menores ingresos a menudo enfrentan desafíos significativos para acceder a alimentos frescos y saludables. Los alimentos de alta calidad nutricional suelen ser más costosos y menos accesibles.
2. **Educación y conocimiento nutricional.** La educación juega un papel crucial en la capacidad de tomar decisiones informadas sobre la alimentación. Depende-

mos de la formación en este ámbito, tanto en las casas como en el sistema educativo.

3. **Infraestructura local y acceso a espacios para la actividad física.** Las áreas con recursos económicos limitados a menudo carecen de instalaciones seguras y accesibles para el ejercicio, como parques, gimnasios o senderos para caminar. La falta de entornos seguros y atractivos para la actividad física disminuye las oportunidades de realizar ejercicio regularmente, contribuyendo al sedentarismo. Ya hay iniciativas que luchan para la cobertura de ejercicio en gimnasios financiados.

Confort térmico

En las últimas décadas la generalización del uso de sistemas de calefacción y aire acondicionado ha permitido que los ambientes interiores se mantengan en una estrecha banda de temperaturas confortables. Esta capacidad para controlar el ambiente ha eliminado en gran medida la necesidad de que nuestro cuerpo regule su temperatura interna a través de medios fisiológicos naturales, como la termogénesis.

En condiciones de frío, nuestro cuerpo quema calorías adicionales simplemente para mantenernos calientes, lo que puede contribuir a un mayor gasto energético diario. Por el contrario, en un ambiente térmicamente confortable, este gasto adicional de energía se reduce o elimina por completo, disminuyendo así nuestro gasto calórico total.

Aunque aún falta mucha investigación al respecto, **algunos estudios sugieren que la exposición al frío moderado puede mejorar la sensibilidad a la insulina y estimular el tejido adiposo marrón**, un tipo de grasa que quema energía en lugar de almacenarla.

Proteinostato y adipostato como causas de la obesidad y de la recuperación del peso perdido

Cuando mantenemos durante cierto tiempo un peso, nuestro organismo lo fija o lo reconoce como su composición corporal, y si se producen alteraciones muy marcadas (con pérdidas del compartimento adiposo o muscular), lo interpretará como un riesgo para nuestra salud y nuestra integridad.

La cantidad de grasa que almacenamos, o adipostato, va a determinar nuestro nivel de leptina. Cuando perdemos grasa, los niveles de leptina disminuyen, lo que envía señales al cerebro para ralentizar el metabolismo, aumentar el apetito y disminuir la actividad física. Este fue un mecanismo de supervivencia importante para nuestros antepasados, pero en la actualidad representa un impedimento importante en la pérdida de peso y el mantenimiento del peso perdido.

Por otro lado, el proteinostato se refiere al control que ejerce el cerebro sobre la cantidad total de proteína y masa muscular. Cuando seguimos una dieta baja en proteínas sin realizar ejercicio de fuerza, es común experimentar una pérdida significativa de masa muscular. Al finalizar o abandonar la dieta, el cerebro nos impulsa a comer más para recuperar la proteína perdida.

El proteinostato es importante porque ganar grasa es más rápido que ganar músculo. Por lo tanto, cuando recuperamos toda la proteína perdida, es probable que también ganemos un nivel de grasa mayor a la inicial. Esto significa que el efecto rebote será proporcional a la pérdida de masa muscular durante la dieta.

Nuestro objetivo, por lo tanto, será ganar masa muscular durante la pérdida de grasa o al menos mantenerla. Para lograr esto es fundamental consumir suficiente proteína (aproximadamente 1,2-1,5 gramos por kilogramo de peso corporal al día) y realizar entrenamiento de fuerza regularmente.

3

¿Por qué debemos huir de estigmas y cambiar nuestra actitud ante la obesidad?

> Sé amable, pues cada persona que encuentras está librando una dura batalla.
>
> PLATÓN

En un episodio memorable de *The Late Late Show,* James Corden responde a un comentario bastante desagradable de un locutor de radio sobre las personas con obesidad.

Se pregunta en voz alta: «Si burlarse de la obesidad resolviera algo, ¿no seríamos todos supermodelos?», y luego argumenta de una forma brillante por qué es necesario, de una vez por todas, superar el famoso cliché de «Comer menos, moverse más». Indaga, sin perder el humor, en las complejas causas subyacentes, que incluyen la genética y el ambiente, y sí, menciona esa pizza de medianoche, porque a veces el corazón necesita lo que la mente no puede justificar.

Muestra cómo el estigma no solo no ayuda, sino que realmente puede hacer que las personas se alejen del gimnasio y se acerquen a la nevera, porque ¿quién quiere ser juzgado en cada paso que da hacia una vida más saludable?

Y finaliza con una aguda frase a quien pretendía ridiculizarlo: «Mientras animas a los demás a que se preocupen por lo que se llevan a la boca, presta un poco más de atención a lo que sale de la tuya». Después de todo, como dice él, el verdadero cambio viene del apoyo, no de la vergüenza.

La narrativa cultural dominante con respecto a la obesidad alimenta suposiciones sobre la falta de voluntad o la culpa de las personas que padecen obesidad, pero hay que dejar meridianamente claro que **la obesidad no es un vicio, no es falta de control ni una enfermedad moral, y por supuesto no es una elección de los pacientes.**

Espero que el capítulo anterior, donde explicamos detenidamente todos los factores determinantes y contribuyentes que influyen en el exceso de peso, ayude a desterrar esta idea.

A menudo la falta de conocimiento que tenemos sobre un tema, ya sea de política, de religión o de ámbitos como la salud, nos hace ser más radicales en nuestras opiniones al respecto. Al ser humano no le gustan las dudas ni los grises, nos gusta posicionarnos, nos da seguridad, aunque a veces nos equivoquemos y llenemos nuestra falta de conocimiento con fanatismos y afirmaciones radicales.

En mi caso, aun siendo médico especialista en Endocrinología y Nutrición, debo de reconocer que en estos últimos veinte años no he parado de estudiar y profundizar en distintas patologías como la obesidad, lo que me ha llevado a cambiar mis creencias y opiniones en muchas ocasiones. Creo que esto es enriquecedor. Soy consciente de que aún nos queda mucho por saber sobre esta enfermedad y muchas otras, y que la única manera de enfrentarse a estas lagunas de conocimiento es desde la humildad y las ganas de aprender y de ayudar.

El efecto Dunning-Kruger es una teoría psicológica que revela un curioso contraste entre el conocimiento y cómo nos evaluamos. Según los psicólogos David Dunning y Justin Kruger, el verdadero conocimiento puede aumentar la incertidumbre y hacernos menos confiados, promoviendo una visión más humilde y precisa de nuestras propias capacidades. Mientras que un conocimiento superficial sobre un campo puede llevarnos a sobreestimar nuestras habilidades y tener una confianza excesiva, creyendo que sabemos más de lo que realmente sabemos. Esto puede explicar por qué algunas personas que han profundizado poco en un tema hablan con tanta seguridad, en cambio los expertos tienden a ser más cautelosos y reflexivos en sus afirmaciones. Creo que esto es lo que ocurre a menudo en enfermedades tan complejas como la obesidad.

La era de las redes sociales no ha ayudado nada. Los mensajes de odio y discriminación suscitan socialmente la polarización contraria, y en los últimos años hemos asistido al nacimiento de movimientos como el *body-positive,* que aboga por la aceptación y apreciación de todos los cuerpos, independientemente de su forma, tamaño o apariencia. No puedo estar más de acuerdo con estas afirmaciones y este enfoque, pero creo que no debiéramos de llevarlo al extremo en el que se niegue que el exceso de peso, en concreto el exceso de depósito de grasa disfuncional, se asocie con un deterioro de la salud y la predisposición a distintas enfermedades (como veremos en el próximo capítulo).

El **movimiento HAES® (Salud en Todas las Tallas)** enfatiza que hay que poner el foco en la salud y no en el peso: «Todas las personas pueden mejorar su estado de salud en cualquier tamaño de cuerpo, empezando a comer mejor, dejando de fumar e incorporando el movimiento, aunque no se baje de peso». Y desde mi punto de vista tiene toda la razón. El foco hay que ponerlo en la salud y en absoluto en encajar en unos cuerpos normativos o en unos cánones de belleza más que cuestionables.

Los estudios nos dicen que los sesgos recaen tanto en los profesionales como en los propios pacientes. Del estudio ACTION IO (Awareness, Care, and Treatment In Obesity MaNagement. An International Observation) se pueden sacar interesantes conclusiones al respecto:

Una gran mayoría de los profesionales de la salud (el 88 por ciento) y una proporción significativa de personas con obesidad (el 68 por ciento) reconocen la obesidad como una enfermedad. Sin embargo, todavía hay una gran diferencia en cómo se acepta completamente este concepto, especialmente entre quienes viven con obesidad.

A pesar de reconocer la obesidad como una enfermedad, el 81 por ciento de las personas con obesidad asumen la completa responsabilidad de su pérdida de peso. Esto indica una fuerte percepción de que el manejo del peso es principalmente una cuestión de responsabilidad personal más que una enfermedad médica que requiere tratamiento integral.

Solo el 44 por ciento de los profesionales de la salud considera que los factores genéticos son una barrera significativa en el manejo de la obesidad, lo que puede influir en las estrategias de tratamiento que priorizan la modificación del comportamiento sobre las intervenciones médicas.

Por otro lado, el estudio descubre que hay un tiempo mínimo de tres años (y una media de seis) entre que las personas comienzan a luchar con su peso y buscan ayuda médica. Esto subraya una demora considerable en la búsqueda de tratamiento profesional.

Finalmente, destaca las grandes diferencias en cómo se entiende el impacto de la obesidad y la necesidad de una atención médica adecuada, lo que resulta en tratamientos inconsistentes y a menudo menos efectivos.

En resumen, este estudio pone de relieve la importancia de un cambio de paradigma en cómo se percibe y se maneja la obesidad a nivel global, subrayando la necesidad de abordajes más compasivos y basados en evidencia, que reconozcan la obesidad como una compleja interacción de factores biológicos, sociales y psicológicos.

El problema, como vemos, no deriva únicamente de la estigmatización que puedan sufrir los individuos por parte de otras personas de su entorno, sino de la interiorización de los prejuicios relacionados con el peso, que hacen que los individuos en ocasiones se culpen a sí mismos y eviten buscar ayuda. También se ha demostrado que esto supone un caldo de cultivo importante para desarrollar trastornos de la conducta alimentaria, principalmente del trastorno por atracón, en el que profundizaremos en otro capítulo.

Como vemos, en la lucha contra la obesidad, un enemigo tan dañino como la enfermedad en sí misma es el estigma que la rodea. Otro informe reciente de la OMS ofrece un panorama sombrío: el 63 por ciento de los niños y adolescentes con obesidad son más propensos a sufrir acoso escolar; el 54 por ciento de los adultos con obesidad enfrentan discriminación en el lugar de trabajo, y, quizá más alarmante, el 69 por ciento reporta haber experimentado algún estigma por parte de profesionales de la salud.

Este estigma se manifiesta en numerosos ámbitos de la vida, incluyendo el sector sanitario, el entorno laboral, el sistema educativo, el ámbito familiar, los medios de comunicación y la sociedad en general.

Contrario a la creencia popular de que el estigma puede motivar a las personas a perder peso, la investigación demuestra que la estigmatización y la discriminación, especialmente cuando son interiorizadas por el individuo, deterioran su bienestar físico y psicosocial. Revisiones sistemáticas y metaanálisis recientes sobre adultos y jóvenes evidencian que los prejuicios relacionados con el peso no solo perpetúan la obesidad, sino que además contribuyen a problemas graves de salud mental, incluyendo depresión, ansiedad, baja autoestima y aislamiento social. Además, en adolescentes el acoso y la discriminación incrementan significativamente el riesgo de comportamientos autolesivos y suicidas.

El vínculo entre el estigma de la obesidad y un mayor riesgo de suicidio y mortalidad es uno de los hallazgos más inquietantes. Este ambiente de hostilidad y juicio constante crea un ciclo vicioso, donde el estigma no solo es una fuente de sufrimiento emocional, sino también un obstáculo grave para la implementación efectiva de estrategias de prevención y tratamiento.

Frente a este desafiante panorama, han surgido diversas iniciativas internacionales con el objetivo de erradicar el estigma asociado a la obesidad. Desde la OMS, que en 2016 instó a acabar con la discriminación en el ámbito sanitario, hasta la publicación de guías por parte de Parlamentos y servicios de salud que promueven una comunicación más respetuosa y una representación más justa de las personas con obesidad. Estas guías sugieren prácticas como el uso de un lenguaje centrado en la persona, el empleo de imágenes respetuosas en los medios de comunicación y una narrativa que reconozca la complejidad de la obesidad, promoviendo comportamientos saludables más que la pérdida de peso.

Reducir el estigma de la obesidad no solo es fundamental para mejorar la salud individual de quienes la padecen, sino también para avanzar hacia una sociedad más justa y equitativa. La educación, un enfoque médico compasivo y la promoción de una imagen corporal positiva son herramientas clave en esta lucha. Al abordar el estigma, no solo estamos defendiendo los derechos humanos, sino que también estamos facilitando un camino más efectivo hacia la salud y el bienestar.

4

¿Qué implicaciones puede tener en mi salud una composición corporal desfavorable?

> Un buen médico trata la enfermedad; el gran médico trata al paciente que tiene la enfermedad.
>
> WILLIAM OSLER

Es difícil encontrar una patología que no sea más prevalente en el sujeto con obesidad, ni una enfermedad cuya gravedad no empeore ante la aparición de la obesidad.

El médico que lleve al paciente debe saber diagnosticar y tratar o, en el caso que supere sus límites de conocimiento, cuándo derivar todas las patologías que pueden asociarse al exceso de adiposidad disfuncional, del que hemos hablado previamente.

Con este capítulo, mi intención no es causar alarma, pero considero esencial compartir esta información basada en la rigurosidad científica sobre lo que sucede en nuestro cuerpo cuando tenemos una composición corporal que no es saludable. Es importante que estemos informados para tomar decisiones conscientes sobre nuestra salud y bienestar. Esto forma parte del objetivo de empoderar a los pacientes y evitar una actitud paternalista por parte de los médicos.

Y por supuesto no quiere decir que todos los pacientes vayan a desarrollar alguna de estas complicaciones; dependerá mucho del grado de obesidad, de la cantidad y la distribución de la grasa acumulada, así como de su grado de fibrosis e inflamación, y de la genética y la edad, entre otros factores.

En este capítulo ahondaremos en las más prevalentes y relevantes.

1. Diabetes tipo 2

Es una enfermedad crónica caracterizada por la **resistencia a la insulina** y niveles elevados de glucosa en sangre.

La acumulación de grasa inflamada, principalmente la visceral (situada alrededor de los órganos) y la ectópica (que invade los tejidos del hígado, del páncreas y del músculo entre otros), hace que la hormona insulina no funcione bien.

La insulina es necesaria para que las células utilicen la glucosa de manera eficiente; si el organismo no puede lograr una función de buena calidad, busca más cantidad, de tal manera que empiezan a aumentar los niveles de insulina; esto a su vez acaba agotando al órgano que la produce, que es el páncreas, lo que hace que los niveles de glucosa en sangre empiecen a subir.

Si esta elevación llega a más de 126 miligramos por decilitro en ayunas o a más 200 miligramos por decilitro tras las comidas, estamos hablando ya de diabetes.

Estos niveles elevados de glucosa en sangre pueden dañar las arterias, provocando complicaciones microvasculares, como la retinopatía, neuropatía o nefropatía diabética, cuando afectan a arterias pequeñas en los ojos, nervios periféricos o riñones. También pueden causar complicaciones macrovasculares, como infartos de miocardio, accidentes cerebrovasculares o vasculopatía periférica, cuando afectan a vasos sanguíneos grandes.

Cuanto antes abordemos esta situación, más capacidad tendremos de proteger al páncreas del agotamiento y evitaremos la tendencia a la cronicidad que tiene la diabetes tipo 2.

La obesidad es el principal factor de riesgo evitable de la diabetes.

En comparación con mujeres que tienen un IMC de 21 (considerado dentro de un rango normal), aquellas con un IMC de 30 tienen 28 veces más riesgo de desarrollar diabetes. Este riesgo se dispara hasta 93 veces en mujeres con un IMC de 35 o más.

De manera similar, en los hombres el riesgo también aumenta con un mayor IMC. Un hombre con un IMC de 30, tiene 6,7 veces más riesgo de desarrollar diabetes en comparación con alguien con un IMC más bajo. Si el IMC supera los 35, este riesgo se incrementa a 42 veces.

Hay otros factores que contribuyen al desarrollo de la diabetes como la genética o la edad, pero desgraciadamente estos no podemos cambiarlos, por lo que es imperativo centrarnos en la parte que sí podemos modificar.

2. Hipertensión arterial

La obesidad está estrechamente relacionada con la hipertensión arterial, una condición en la que la presión arterial se eleva por encima de los niveles normales, generalmente definidos como 140/90 milímetros de mercurio. La hipertensión ejerce una presión adicional sobre los vasos sanguíneos, lo que incrementa el riesgo de daño a estos.

Se estima que la obesidad es responsable del 79 por ciento de la hipertensión arterial en varones y del 65 por ciento en mujeres.

Es importante entender que los vasos sanguíneos sometidos a alta presión o tensión en sus paredes tienden a erosionarse o agrietarse. Estas grietas son puntos por donde el colesterol «malo» puede infiltrarse y comenzar a formar placas de ateroma. Estas placas pueden estrechar la luz de los vasos, responsables de la irrigación de los órganos, y eventualmente provocar su colapso total. En ese momento se produciría una isquemia o infarto debido a la interrupción del flujo sanguíneo.

Por otro lado, la acumulación de grasa en el cuerpo puede causar problemas de forma directa en los vasos sanguíneos a través de la inflamación y estrés oxidativo. La grasa extra libera citoquinas proinflamatorias, provocando una inflamación crónica que daña y endurece las paredes de los vasos sanguíneos, reduciendo su elasticidad y capacidad de manejo del flujo sanguíneo.

Además, la grasa incrementa la producción de radicales libres, moléculas altamente reactivas que causan estrés oxidativo y deterioran las células y tejidos vasculares, similar a la oxidación del metal. Estos procesos contribuyen, junto a los anteriores, a aumentar el riesgo de enfermedades cardiovasculares

Es decir, el riesgo de que nuestros vasos sanguíneos se lesionen y aparezcan daños en los órganos a los que irrigan depende de una suma de factores de riesgo cardiovascular, como son la obesidad, la diabetes tipo 2, la hipertensión arterial, la edad, el tabaco... Cuantos más factores acumulemos, más papeletas tendremos para sufrir un infarto.

3. Otras enfermedades del corazón

Además del mayor riesgo de infarto agudo de miocardio, que ya hemos mencionado, la obesidad, la hipertensión arterial y la diabetes se asocian a un incremento en el riesgo de insuficiencia cardiaca. Esto significa que el corazón puede no tener suficiente fuerza para bombear sangre adecuadamente (disfunción sistólica) o para expandirse completamente (disfunción diastólica). La sangre que no se bombea adecuadamente puede acumularse en los pulmones, causando dificultad respiratoria, y, en los miembros inferiores, provocando edemas o acumulación de líquido en las piernas.

Por otro lado, la grasa que se acumula en el epicardio o en la capa externa del corazón está directamente relacionada con un aumento de la mortalidad cardiovascular.

4. Problemas renales

La obesidad puede causar una serie de cambios en la estructura de los riñones y en cómo estos manejan la sangre que fluye a través de ellos, lo que podría llevar a problemas renales a largo plazo.

Uno de los primeros signos de estos cambios es la hiperfiltración, donde los riñones filtran la sangre más rápido de lo normal. Esto puede parecer bueno, pero en realidad puede dañar los riñones con el tiempo.

El aumento de la filtración es causado por cambios en las pequeñas arterias dentro de los riñones. Normalmente estas arterias ajustan su tamaño para controlar la presión y la cantidad de sangre que se filtra. Cuando existe obesidad, estas arterias se expanden de manera que permiten que fluya más sangre hacia los riñones a la vez que se estrechan en la salida, aumentando así la presión interna. Además, la obesidad puede hacer que el sistema nervioso simpático de los riñones esté más activo, lo que también puede agravar estos cambios.

El aumento de presión en los glomérulos puede favorecer que se empiecen a filtrar proteínas (albuminuria o proteinuria), lo que empeora el daño.

Finalmente, la presión del tejido adiposo alrededor del riñón y la infiltración grasa en el propio órgano, junto con los mediadores de la inflamación liberados por estos adipocitos, pueden perpetuar el daño. Esto puede llevar a una disminución crónica de la función renal o incluso a insuficiencia renal crónica.

5. Apnea del sueño

Es una enfermedad asociada a la obesidad que puede tener graves repercusiones en la salud. Se caracteriza por la interrupción de la respiración durante el sueño, lo que provoca una disminución en los niveles de oxígeno en el cuerpo. Esta interrupción puede ocurrir varias veces durante la noche y afectar negativamente a la calidad del sueño. Los pacientes con apnea del sueño también experimentan cefalea, fatiga y somnolencia diurna, lo que puede interferir en sus actividades diarias.

La obesidad es el factor de riesgo más importante para el desarrollo de apnea obstructiva del sueño (AOS). Se estima que entre el 50 y el 70 por ciento de los pacientes con AOS presentan obesidad y, a su vez, el 90 por ciento de los pacientes con obesidad padecen AOS.

Se han implicado distintos mecanismos en el desarrollo de esta patología:

- **Incremento de la grasa en el cuello y la garganta.** En personas con obesidad, se acumula grasa alrededor del cuello y en las vías respiratorias superiores. Este incremento de tejido adiposo puede reducir el diámetro de la vía aérea, lo cual incrementa la probabilidad de que se colapse durante el sueño cuando los músculos se relajan, provocando apneas (pausas en la respiración).
- **Efecto de la grasa en la función pulmonar.** La acumulación de grasa en el abdomen puede empujar hacia arriba el diafragma, reduciendo el espacio en la cavidad torácica y limitando la expansión de los pulmones. Esto disminuye la capacidad pulmonar y puede alterar la mecánica respiratoria, especialmente en posiciones como la supina (acostado boca arriba), exacerbando los episodios de apnea durante el sueño.

El **tratamiento de la apnea del sueño** generalmente implica el uso de CPAP (siglas inglesas, para denominar el sistema de presión positiva continua en la vía respiratoria). Este dispositivo se coloca mientras el paciente duerme para detectar y evitar los cortes en la respiración, permitiendo un sueño cómodo y el descanso del cerebro.

Pero, para hablar de curación o resolución, se necesita una pérdida pronunciada y mantenida de peso: reducir aproximadamente el 10 por ciento del peso corporal puede llevar a una disminución de aproximadamente el 30 por ciento en el índice de apnea-hipopnea, que es una medida de la severidad de la AOS.

6. Enfermedades respiratorias

La obesidad puede complicar la salud respiratoria debido a la acumulación de grasa alrededor del tórax y el abdomen, ya que esta restringe la expansión pulmonar normal y empeora el proceso respiratorio.

Esta compresión de los pulmones por el exceso de tejido adiposo contribuye a una serie de enfermedades respiratorias. Entre estas, el **asma** se puede exacerbar debido a la inflamación sistémica y la restricción física causada por la obesidad. **La enfermedad pulmonar obstructiva crónica (EPOC)**, aunque comúnmente se asocia al tabaquismo, también puede verse agravada en personas con obesidad debido a su limitada capacidad respiratoria.

7. Cáncer

La obesidad está estrechamente vinculada con un incremento en el riesgo de desarrollar varios tipos de cáncer, como lo demuestran numerosos estudios. Entre estos, los más comúnmente asociados a la obesidad incluyen el cáncer de mama, de colon y de riñón.

El exceso de adiposidad no solo favorece el desarrollo de cáncer, sino que incrementa la mortalidad, y este incremento es directamente proporcional al índice de masa corporal.

Así, la obesidad actualmente es la segunda causa modificable de mortalidad por cáncer después del consumo de tabaco. Se estima que el sobrepeso y la obesidad son responsables del 14 por ciento de todas las muertes por cáncer en hombres y del 20 por ciento en mujeres.

La Sociedad del Cáncer de Estados Unidos ha calculado que actualmente hay 1,5 millones de nuevos casos de cáncer, y hasta un 20 por ciento de ellos están asociados a la obesidad. El aumento de 5 kilos por metro cuadrado del índice de masa corporal se asocia a un 10 por ciento más de mortalidad por cáncer.

Este vínculo se puede explicar, en parte, por el impacto del exceso de grasa corporal en el equilibrio hormonal y en la promoción de un estado de inflamación crónica, ambos factores clave en la carcinogénesis.

Hemos visto que cuando el tejido adiposo es excesivo no solo almacena grasa, sino que también funciona como un órgano endocrino activo, secretando hormonas y citoquinas. Estas sustancias tienen múltiples efectos, incluyendo la modificación del equilibrio hormonal y la promoción de un ambiente proinflamatorio. Por ejemplo, la liberación de citoquinas inflamatorias puede tener un efecto tóxico directo sobre las células, encendiendo los genes protumorales y apagando los genes supresores de tumores, además de crear un entorno que favorece el crecimiento y la proliferación de células cancerosas. Al mismo tiempo, la inflamación crónica distrae al sistema inmunológico, que de otro modo podría detectar y eliminar las células precancerosas o cancerosas en sus etapas iniciales.

Además, sabemos que las personas con obesidad a menudo presentan niveles elevados de insulina y de factor de crecimiento insulínico tipo 1 (IGF-1), ambos conocidos por su capacidad para estimular la proliferación celular, es decir, la división y supervivencia de las células, incluidas las cancerosas.

Estrategias terapéuticas para perder peso, e incluso la cirugía bariátrica, han demostrado reducir el riesgo de cáncer en personas con obesidad, además de disminuir la probabilidad de recidiva.

8. Enfermedades del hígado

La enfermedad hepática metabólica (EHMet), que antes se llamaba «enfermedad de hígado graso no alcohólico», es la causa más común de enfermedad hepática crónica y afecta al 25 por ciento de la población adulta mundial. La prevalencia en personas con obesidad es del 76 por ciento, y en pacientes con obesidad grave puede alcanzar más del 90 por ciento.

El hígado es un órgano que está directamente expuesto a los niveles elevados de ácidos grasos libres y los factores inflamatorios liberados por la grasa visceral; esto da lugar inicialmente a una esteatosis (o depósito de grasa en el hígado), que junto con el proceso inflamatorio provoca la activación de los hepatocitos, transformándolos en células parecidas a los miofibroblastos, que secretan colágeno, pudiendo causar fibrosis y, hasta en un 20 por ciento de los casos, cirrosis (la edad, el sexo masculino, la presencia de diabetes tipo 2 y determinados genes predisponentes incrementan el riesgo).

En sus etapas iniciales la esteatosis hepática es a menudo reversible, pero cuando aparece la fibrosis, la regresión es más difícil. La cirrosis del hígado es particularmente peligrosa porque puede derivar en complicaciones graves como la insuficiencia hepática, donde el hígado ya no puede realizar sus funciones vitales, la hipertensión portal, que es un aumento de la presión en la vena porta que lleva la sangre al hígado, y el cáncer de hígado.

Los pacientes suelen estar asintomáticos. Las enzimas hepáticas pueden estar levemente elevadas, habitualmente con una ratio GPT/GOT mayor que 1; sin embargo, es importante señalar que las personas con enfermedad hepática metabólica y niveles de transaminasas en rango de normalidad pueden igualmente estar en riesgo de formas avanzadas de fibrosis y/o cirrosis, por lo que las transaminasas no deben de ser usadas de forma única para el diagnóstico.

Como *screening,* se utilizan índices indirectos como el FIB-4, que sirven para estimar la presencia de fibrosis. Su fórmula incluye el número de plaquetas, las transaminasas (GOT y GPT) y la edad.

La prueba más fiable para el diagnóstico es la biopsia hepática, pero es un procedimiento invasivo, costoso y no exento de complicaciones, por lo que hay que buscar otras opciones. La ecografía hepática es una técnica de primera línea, pero tiene como limitaciones que no detecta de forma fiable esteatosis inferiores al 20 por ciento, y su realización es más difícil y sus resultados menos fiables en individuos con índice de masa corporal por encima de 40.

Cada vez se utiliza más la elastografía hepática para detectar el grado de fibrosis. Se realiza comúnmente mediante dos métodos principales: elastografía por vibración controlada, conocida comúnmente por su marca comercial FibroScan, y elastografía por ultrasonido, y sirve para valorar la dureza o la elasticidad del tejido hepático.

Por otro lado, el TAC y la resonancia magnética resultan de gran utilidad para el diagnóstico de esteatosis, pero no son accesibles para el diagnóstico rutinario.

El tratamiento se basa en la pérdida de peso. Con pérdidas sostenidas del 10 por ciento, se observa incluso una mejoría en datos histológicos de inflamación lobulillar y fibrosis. El tipo de dieta que mejor resultados tiene es la dieta mediterránea. La realización de ejercicio físico, independientemente de la pérdida de peso, también ha demostrado beneficios, probablemente al estimular la situación intrahepática de ácidos grasos y reducir la síntesis de triglicéridos.

Los nuevos fármacos para la obesidad (agonistas del GLP-1, péptido similar a glucagón tipo 1, y, en mayor medida, los agonistas duales GIP/GLP1, en los que profundizaremos más adelante) han mostrado una disminución de la estenosis hepática y la fibrosis.

9. Enfermedades del sistema musculoesquelético

La carga adicional que soportan las articulaciones debido al exceso de peso puede provocar el desgaste del cartílago y la articulación, lo que puede derivar en la aparición de artrosis. Además, **el exceso de peso también puede causar dolor en las articulaciones debido a la presión ejercida sobre ellas.** Esto puede manifestarse como dolor en las rodillas, caderas o tobillos. Asimismo, la obesidad puede llevar a problemas de movilidad, ya que el exceso de peso dificulta la capacidad de moverse con facilidad.

Todo esto actúa como un círculo vicioso, en el que, a más afectación musculoesquelética, más dificultad para realizar ejercicio físico, y con ello más facilidad para ganar peso.

10. Enfermedades del sistema digestivo

Una de las afecciones relacionadas más frecuentes será el **reflujo gastroesofágico.** Esta dolencia se produce cuando el contenido ácido del estómago se devuelve al esófago provocando síntomas desagradables como acidez y una sensación de ardor en el pecho. Este aumento en el riesgo se debe principalmente a que la obesidad puede incrementar la presión dentro del abdomen facilitando que estos jugos gástricos asciendan.

Además, la obesidad también está asociada a un riesgo elevado de **pancreatitis,** que es una inflamación del páncreas. Esta puede ser aguda, presentando un ataque súbito y severo, o crónica, cuando persiste durante muchos años y puede llevar a daños permanentes. La relación entre la obesidad y la pancreatitis se vincula a menudo con sus alteraciones metabólicas más prevalentes (hiperglucemia e hipertrigliceridemia) y con la inflamación crónica y la liberación de citoquinas, asociadas a la grasa visceral.

11. Trastornos psicológicos

Es importante tener en cuenta que, como vimos en el capítulo anterior, **la estigmatización asociada a la obesidad puede generar depresión, estrés, baja autoestima y dificultades para socializar,** lo que predispone a problemas psicológicos más graves. Es fundamental abordar estos trastornos de manera integral para saber cuándo derivar al paciente a profesionales de la salud mental que nos ayuden a mejorar su calidad de vida.

12. Problemas de fertilidad

La obesidad puede tener un impacto significativo en la fertilidad tanto en hombres como en mujeres.

En mujeres, uno de los problemas de fertilidad asociados a la obesidad es el síndrome de ovario poliquístico (SOP), del que ya hablamos en la parte de los contribuyentes, ya que su relación es bidireccional.

Por otro lado, cuando existe resistencia a la insulina, hay cambios en ciertas proteínas que transportan hormonas sexuales, como la globulina fijadora de hormonas sexuales, la cual disminuye aumentando los niveles de andrógenos libres y estrógenos en el cuerpo. Estos desequilibrios hormonales pueden interferir con el ciclo menstrual y la ovulación.

Además, en la grasa corporal ocurre una conversión de andrógenos (hormonas masculinas) a estrógenos (hormonas femeninas). Estos cambios hormonales pueden afectar al hipotálamo, una pequeña región del cerebro que es crucial para regular muchas hormonas en el cuerpo. El exceso de estrógenos manda una señal al hipotálamo y altera la producción de gonadotropinas, que son esenciales para el desarrollo de los folículos en los ovarios. Esto puede hacer que sea más difícil concebir.

La obesidad **en los hombres** puede tener un impacto significativo en la salud sexual, afectando no solo a la función eréctil sino también a la calidad del esperma.

Uno de los aspectos clave es la disfunción eréctil, que se manifiesta en la dificultad para lograr o mantener una erección adecuada para una actividad sexual satisfactoria.

Como hemos visto, la obesidad contribuye a problemas cardiovasculares como la arteriosclerosis, un proceso donde las arterias se estrechan y endurecen reduciendo el flujo sanguíneo esencial para la erección.

Además, la obesidad afecta de manera significativa a los niveles hormonales, en particular a la testosterona. En los hombres obesos, el tejido adiposo periférico puede actuar como un sitio activo para la transformación de testosterona en estrona, un tipo de estrógeno. Este proceso reduce la cantidad de testosterona libre disponible, lo que es crucial no solo para la función sexual y la libido, sino también para la función eréctil. La disminución de testosterona también influye negativamente en la producción y calidad del esperma, afectando a su concentración, movilidad y morfología, lo cual puede comprometer la fertilidad.

Por otro lado, el estado inflamatorio crónico asociado a la obesidad puede dañar el tejido testicular y alterar el ambiente hormonal necesario para la producción de esperma saludable.

13. Enfermedades del sistema vascular

Las enfermedades del sistema vascular se relacionan de manera directa con la obesidad. Una de estas enfermedades es la **trombosis venosa profunda**, una afección en la que se forman coágulos de sangre en las venas profundas del cuerpo, especialmente en las piernas. Estos coágulos pueden ser peligrosos, ya que pueden desprenderse y viajar a los pulmones causando una embolia pulmonar.

Otra enfermedad vascular asociada a la obesidad es la **enfermedad arterial periférica**, en la cual se acumulan depósitos de grasa en las arterias que suministran sangre a las piernas y los brazos. Esto puede provocar una disminución del flujo sanguíneo a las extremidades y causar dolor, úlceras y dificultad para caminar. Además, la obesidad también predispone a las personas a desarrollar **varices**, que son venas hinchadas y retorcidas que suelen aparecer en las piernas. Estas varices pueden ser dolorosas y provocar complicaciones como sangrado, úlceras y trombosis.

Los médicos que nos dedicamos a tratar la obesidad debemos estar familiarizados con estas y otras complicaciones, no solo para tratarlas, sino también, en el mejor de los casos, para prevenir su aparición. Esto no solo mejora la calidad de vida del paciente, sino que también puede tener un impacto positivo duradero en su salud a largo plazo.

5
¿Qué puedo esperar de mi consulta con un endocrino?

> El instrumento más poderoso que tiene un médico para diagnosticar es la historia del paciente.
>
> PAUL DUDLEY WHITE

Cuando explico mi profesión a mi hijo de ocho años, al que por ahora no le impresionan mucho los logros de su madre, le digo que los médicos somos como los investigadores privados de los libros o las películas; en todo acto médico debemos resolver un misterio, descubrir al culpable y detenerlo.

Cuando un paciente acude a nosotros, en general lo hace por un síntoma o una dolencia, que a menudo no sabe por qué le ha aparecido, y mucho menos cómo resolverlo.

En el caso del exceso de peso, en muchas ocasiones los pacientes que vienen a mi consulta me dicen que han ganado mucho peso en poco tiempo, sin saber bien a qué atribuirlo.

Nuestra primera herramienta para resolver el caso es recabar toda la información posible. En primer lugar, preguntando, que es la base de nuestra historia clínica. En segundo lugar, explorando al paciente, buscando los signos o marcas que ha dejado el culpable en su cuerpo y, por último, mediante pruebas complementarias.

Las pruebas complementarias como analíticas o pruebas de imagen solo suponen una ayuda para que lleguemos al diagnóstico final, pero lo principal siempre es la escucha activa y empática del paciente.

¿Qué preguntas nos hará nuestro médico para hacer una buena historia clínica o un buen estudio de nuestro caso?

En la historia clínica solemos seguir un orden, que nos facilita no dejarnos nada por el camino. Lo que no se pregunta es imposible abordarlo ni tenerlo en cuenta para individualizar el tratamiento del paciente.

Ningún paciente es igual a otro. La mirada empática y el respeto sin estigmatización o prejuicios favorece enormemente la obtención de datos y resultados, y se alinea con la dignidad de nuestra profesión y de la autonomía y derechos de los pacientes.

Estas son las preguntas necesarias para hacer una historia clínica:

→ **Motivo de consulta.** Es esencial que sea el propio paciente el que nos diga qué es lo que más le preocupa y el motivo que lo ha llevado a visitarnos. No debemos presuponer nada. En muchas ocasiones los pacientes con exceso de peso se quejan de que, sea cual sea el motivo de su consulta, el médico se centra en su peso como factor causal principal. Por ejemplo, si el motivo de consulta es un dolor en una rodilla o una mujer joven con reglas irregulares, en efecto puede (o no) que el exceso de adiposidad sea un factor contribuyente a su situación actual, pero no debemos empezar dando este diagnóstico y obviando que puede haber más cosas detrás, como una rotura de menisco en el primer caso o un fallo ovárico precoz en el segundo, por ejemplo.

Dada la temática de este libro, en este caso sí vamos a considerar que el paciente acude a nuestra consulta por un aumento de peso considerable.

→ **Antecedentes familiares.** A veces nuestros pacientes están interesados en la realización de pruebas complementarias muy costosas, como los test genéticos y epigenéticos, cuando podemos obtener casi la misma información y la misma aplicación clínica preguntando por sus antecedentes familiares. Consideramos antecedentes a aquellos familiares de primer grado (padres, hermanos e hijos) y en algunos casos a los abuelos si hay enfermedades genéticas relevantes.

En este apartado incluimos, como mínimo, la presencia de obesidad en uno o varios miembros de la familia, la diabetes tipo 2, elhipotiroidismo,ladislipemia, las enfermedades cardiovasculares a edades tempranas (menos de sesenta y cinco años)..., porque todas estas tienen una importante base genética.

Por ejemplo, si nuestro paciente tiene antecedentes de obesidad en ambas ramas, materna y paterna, y tendencia al exceso de peso desde la infancia, podemos deducir que el componente genético (de todos los polimorfismos mencionados en capítulos anteriores) es muy importante, sin necesidad de realizar otras pruebas que por ahora no nos aportarían mucho en el tratamiento final del paciente.

→ **Antecedentes personales.**

- Edad. Es el principal factor de riesgo para el diagnóstico y pronóstico de casi todas las enfermedades.
- Alergias a medicamentos. Es esencial recoger este apartado en toda historia clínica, debido al posible error garrafal y fácilmente evitable de prescribirle algún fármaco al paciente que pudiera generarle un daño por alergia o hipersensibilidad a su principio activo.
- Hábitos tóxicos como el alcohol o el tabaco, así como otras drogas de abuso. A veces, si no preguntamos de forma dirigida, el paciente no nos da esta información, que es extremadamente relevante a la hora de tratar causas y contribuyentes al exceso de peso y de las patologías asociadas a este.
- En la mujer, antecedentes de embarazos y/o abortos, fechas de los partos, si continúa con reglas regulares... En ocasiones los embarazos han sido un punto de inflexión en el aumento de peso, o la presencia de reglas irregulares nos habla de un posible síndrome de ovario poliquístico, que como hemos visto podría ser tanto contribuyente como consecuencia del aumento de peso.
- Enfermedades diagnosticadas hasta el momento, poniendo especial énfasis en todas las que hemos visto que están relacionadas con el exceso de grasa disfuncional, como la hipertensión arterial, la diabetes, la dislipemia, patologías articulares, del estado de ánimo, pulmonares, cardiovasculares...
- Antecedentes quirúrgicos, así como posibles secuelas de las cirugías.

- → **Tratamiento farmacológico.** Ya hemos visto que algunos fármacos son causantes de aumento de peso y otros pueden influir en el metabolismo o interaccionar con el tratamiento que queramos finalmente prescribir al paciente.
- → **Suplementos.** En muchas ocasiones se obvian, tanto por parte del médico como por parte del paciente, pero, como veremos en el capítulo dedicado a suplementación, no podemos atribuir propiedades curativas a un principio activo (ya sea de un fármaco o de un suplemento) sin pensar que pueda tener efectos secundarios y/o interacciones. *Natural* no es, ni mucho menos, sinónimo de *seguro*.
- → **Enfermedad actual.** En este apartado recogemos tiempo de evolución del exceso de peso; si lo relaciona con algún punto de inflexión o desencadenante, peso máximo y mínimo; tipos de dietas o intervenciones que ha seguido.
- → **Hábitos dietéticos.** Exploraremos el grado de apetito del paciente, si tiene buena sensación de saciedad, cuántas comidas hace al día y en qué horarios, si hay picoteo, qué tipo de comida suele prepararse...
- → **Estado de ánimo y relación con la comida.** Es importante saber cómo es la relación del paciente con la comida. Si hay antecedentes de trastorno de la conducta alimentaria, ingesta emocional, atracones..., ya que en estos casos el primer objetivo es mejorar esta relación.
- → **Hábitos de actividad física/ejercicio.** Preguntamos por el grado de actividad física que realiza durante el día en sus tareas cotidianas y su trabajo (también denominado NEAT), y el tiempo que dedica a hacer ejercicio físico y de qué tipo es este.

→ **Descanso nocturno y cronotipo.** El sueño es un pilar fundamental de nuestra salud. A veces los médicos nos volvemos locos realizando multitud de pruebas por síntomas como astenia, niebla mental, disminución de la libido, aumento de peso, etc., sin preguntar al paciente cómo duerme. En más de una ocasión, resolviendo casos de insomnio prolongado (con ayuda de especialistas de este campo), se han resuelto todos los síntomas que presentaba el paciente.

El cronotipo se refiere a la preferencia natural de una persona por ciertos horarios de actividad y descanso a lo largo del día. Básicamente, si eres más madrugador o más nocturno. Hay tres tipos principales: el matutino, el vespertino y el intermedio.

Tu cronotipo puede influir en tu salud de varias maneras. Por ejemplo, si eres más del tipo matutino, es probable que te sientas más enérgico y alerta por la mañana, pero te canses más temprano por la noche. Por otro lado, si eres del tipo vespertino, es probable que te cueste más levantarte temprano, pero te sientas más activo y alerta por la noche.

Yo, desgraciadamente, claramente soy de tipo vespertino, lo que hace que tienda a realizar ejercicio y cenar más tarde. Este tipo de hábitos se han relacionado con más problemas de salud. El ser humano es diurno por naturaleza y no estar sincronizado con los horarios de luz/oscuridad puede traernos más de un problema.

→ **Hábito intestinal.** Es esencial investigar si hay alimentos que le sientan mal al paciente, si experimenta hinchazón o malestar abdominal, o si presenta problemas de tránsito intestinal, ya sea diarrea o estreñimiento. Estos síntomas podrían indicar la presencia de trastornos en el sistema digestivo que deben abordarse junto con la obesidad. Según los síntomas del paciente, el médico podría sospechar desequilibrios en la flora intestinal (disbiosis) o de un exceso de bacterias en el intestino delgado (SIBO), entre otras muchas posibles patologías digestivas. En más de una ocasión he diagnosticado enfermedades como la celiaquía en pacientes de edad avanzada que han experimentado síntomas durante años. Es importante recordar que, si no se preguntan estos aspectos, no se podrá ofrecer un tratamiento adecuado.

Además, la presencia de estreñimiento puede limitar la prescripción de ciertos medicamentos empleados en el tratamiento del exceso de peso o requerir ajustes en las pautas dietéticas prescritas. Es fundamental considerar todos los aspectos relacionados con el bienestar del paciente para brindarle el mejor cuidado posible.

Por otro lado, como veremos en otro capítulo, la microbiota está muy relacionada, de forma bidireccional, con el problema de la obesidad y con los hábitos del paciente, por lo que este apartado de la historia clínica nos aproxima al conocimiento de la misma (y a evaluar la necesidad de pruebas complementarias).

→ **Exploración física:**

- Constantes. Como mínimo, la tensión arterial y la frecuencia cardiaca.
- Piel. La presencia de estrías rojo-vinosas está relacionada con la enfermedad de Cushing como factor causal de la obesidad.

En mujeres, el exceso de vello en regiones típicamente masculinas (denominado «hirsutismo») o la presencia de alopecia o acné severo pueden darnos pistas sobre un exceso de hormonas masculinas, en el contexto de un ovario poliquístico o una hiperplasia suprarrenal no clásica, que puede actuar como contribuyente al exceso de peso.

En hombres, la ginecomastia (aumento de la glándulas mamarias) o la falta de vello sugieren patologías donde hay un descenso de la testosterona y/o un aumento de los estrógenos, que podrían estar contribuyendo al exceso de peso.

- **Cuello.** Buscaremos signos como la acantosis (piel oscura, engrosada y aterciopelada), que suele relacionarse con resistencia a la insulina.

  Palparemos el tiroides para descartar la presencia de nódulos y/o de bocio que nos hagan pensar en una patología tiroidea como contribuyente o acompañante de la obesidad.

  Descartaremos la presencia de giba o acúmulo de grasa en la parte superior de la espalda, que se relaciona con exceso de cortisol o enfermedad de Cushing.
- **Tórax y abdomen.** Lo exploraremos con ayuda de nuestras manos y un estetoscopio, que nos permite escuchar los latidos del corazón y los ruidos de los pulmones al respirar, así como el movimiento del intestino.
- **Piernas.** Descartaremos la presencia de edemas o líquido en las piernas, que puede reflejar la existencia de una insuficiencia cardiaca, causante o consecuencia de la enfermedad. También nos fijaremos

en la coloración, la presencia de varices e incluso de úlceras (como observamos en los casos más severos de obesidad).

- Antropometría. Como mínimo, peso, talla y perímetro de cintura
- Bioimpedanciometría. Para determinar la composición corporal, con el tanto por ciento de masa grasa y masa muscular, como vimos en capítulos anteriores.
- Estimación de la masa muscular. Hay que diferenciar masa muscular y calidad muscular (más relacionada con la fuerza).

  La masa la estimaremos mediante impedanciometría o, en el mejor de los casos, con una ecografía. Para evaluar la calidad muscular, necesitamos medir dos aspectos importantes:

  1. Fuerza. Se puede estimar utilizando un dinamómetro de mano que mide la fuerza de agarre.
  2. Potencia. Una de las formas de evaluarla es el test de la silla, que consiste en levantarse de una silla y sentarse de nuevo cinco veces en un tiempo máximo de 15 segundos.

  Tras bajar de peso, puede disminuir la masa muscular, pero puede aumentar su funcionalidad porque haya aumentado la calidad del músculo, y todo esto hay que tenerlo en cuenta.

Pruebas complementarias. Recogiendo evidencia adicional

Una vez que ya tenemos la historia clínica y la exploración física (y nunca antes), decidiremos qué pruebas de imagen y/o de laboratorio nos podrían ayudar en nuestro diagnóstico:

- → **Datos de laboratorio básicos.** Hemograma, glucemia basal, perfil lipídico, perfil hepático y renal y ácido úrico.
- → **Despistaje de diabetes o prediabetes.**

    - Midiendo glucemia basal e insulina y el parámetro que los relaciona (HOMA): si es mayor que 2,5, nos hablará de que hay un componente de resistencia a la insulina.
    - Hemoglobina A1c. Nos da la media de la glucosa en los tres últimos meses. Un valor mayor que el 5,7 por ciento indica resistencia a la insulina y mayor que el 6,5 por ciento indica diabetes.

- → **Electrocardiograma.** Estudia la actividad eléctrica del corazón, y nos puede resultar útil para descartar:

    - Aumento de tamaño del ventrículo izquierdo, conocido como «hipertrofia ventricular izquierda», que puede ser detectado por cambios en las amplitudes de las ondas y alteraciones en el eje eléctrico del corazón.
    - Arritmias. Los pacientes con obesidad tienen un riesgo mayor de arritmias, incluyendo fibrilación auricular.
    - Isquemia. El electrocardiograma puede mostrar signos de isquemia miocárdica tanto actual como antigua.

En cualquiera de los casos debemos derivar a Cardiología para completar el estudio y tratamiento.

→ **Despistaje de apnea del sueño.** En personas con síntomas sugestivos de AOS (que su compañero de cama refiera ronquidos, acompañados de pausas en las que parezca que no respira; cefalea o somnolencia diurna...), remitiremos al paciente al servicio de neumología para un estudio correcto.

Se puede realizar mediante:

- Estudio del sueño en el hogar (poligrafía). Se utilizan dispositivos portátiles que registran parámetros como la saturación de oxígeno en la sangre, la frecuencia cardiaca, la respiración y los movimientos durante la noche.
- Polisomnografía en el laboratorio. Registra múltiples parámetros fisiológicos durante la noche, como la actividad cerebral y la muscular, la respiración, la saturación de oxígeno y los movimientos oculares. Un técnico especializado supervisa el estudio mientras el paciente duerme. Este método proporciona una evaluación detallada de los patrones de sueño y la gravedad de la apnea del sueño.

→ **Despistaje de síndrome de Cushing.** En el caso de que, por la evolución del paciente, la exploración física y la bioquímica básica, sospechemos que la obesidad podría ser secundaria a un síndrome de Cushing, solicitamos al paciente la determinación de cortisol en una muestra de orina de veinticuatro horas y lo que denominamos *prueba de supresión*, con un miligramo de dexametasona (en la que se da este fármaco a las 23 horas y se solicita al paciente que se realice una extracción de sangre a las 8 de la mañana siguiente). Si en alguna de las dos el resultado está por encima del valor de corte, proseguimos el estudio hasta llegar al diagnóstico.

→ **Cribado de patología tiroidea.** Cuando sospechamos que el paciente podría tener hipotiroidismo como factor agravante de la obesidad (por los antecedentes personales o familiares o por la exploración física de la tiroides), incluimos en el análisis la medición de la hormona estimulante de la tiroides (TSH).

La TSH es una hormona producida por la hipófisis (en la base del cerebro) y su función es regular la producción de hormonas tiroideas por parte de la glándula tiroides. Un nivel anormal de TSH puede indicar un problema en la función tiroidea.

→ **Estudio de posible colelitiasis.** La obesidad es un factor de riesgo para el desarrollo de colelitiasis. Estos son pequeños cristales que se forman en la vesícula biliar y pueden causar dolor abdominal intenso, especialmente después de tomar comidas grasas.

Si el paciente refiere antecedentes de este problema o sintomatología sugestiva, debemos solicitar un estudio mediante **ecografía del hígado y de la vesícula biliar.**

Hay que tener en cuenta que pérdidas de peso muy rápidas y marcadas, como las que ocurren en ocasiones con el uso de fármacos o cirugía, pueden agravar el problema, por lo que es importante tener bien diagnosticado y estudiado al paciente, para hacerle recomendaciones que eviten esta complicación.

- → **Esteatosis hepática.** Cuando hay indicios de esta complicación, de la que hemos hablado en el capítulo anterior, además de revisar los niveles de enzimas hepáticas en un análisis de sangre, también podemos solicitar una ecografía abdominal y, en caso de que sospechemos que hay fibrosis, completarlo con una elastografía hepática.
- → **Alteraciones concomitantes de las hormonas sexuales.** Como vimos en el capítulo anterior, un desequilibrio hormonal —ya sea tener muy pocas hormonas sexuales tanto en hombres como en mujeres (hipogonadismo) o demasiadas hormonas masculinas (andrógenos) en las segundas— puede estar relacionado con la obesidad, ya sea como causa o como consecuencia.

  Si sospechamos que estos desequilibrios hormonales podrían estar presentes, debido a los síntomas que presenta el paciente o a los hallazgos en la exploración física, lo ideal es incluir la determinación de estas hormonas en la analítica. En el caso de las mujeres, es recomendable realizar esta prueba durante la fase folicular del ciclo menstrual (del día 3 al 7, siendo el día 1 en el que comienza a sangrar), que es cuando los niveles hormonales suelen ser más estables y representativos.

  Al estudiar estas hormonas, los médicos pueden obtener una imagen más completa de la salud hormonal del paciente y realizar un tratamiento del caso más integral.
- → **Proteína C reactiva (PCR) de alta sensibilidad.** Cada vez los médicos incluimos más esta determinación en el estudio inicial del paciente, ya que nos da una idea de la existencia de inflamación crónica de bajo grado,

que produce un exceso de grasa disfuncional, como vimos previamente.

Además de la PCR de alta sensibilidad, existen otras determinaciones que pueden indicar la presencia de inflamación crónica de bajo grado en el cuerpo:

- Velocidad de sedimentación globular (VSG). Esta prueba mide la rapidez con la que los glóbulos rojos se asientan en un tubo de sangre. Los niveles elevados pueden indicar la presencia de inflamación en el cuerpo, aunque la VSG puede estar influenciada por otros factores además de la inflamación.
- Fibrinógeno. Es una proteína producida por el hígado que está involucrada en la coagulación de la sangre. Los niveles elevados de fibrinógeno pueden indicar inflamación en el cuerpo, ya que esta proteína aumenta en respuesta a la inflamación.
- Ferritina o depósitos de hierro en el organismo. Se eleva en la inflamación crónica y también por la resistencia a la insulina.

→ **Diagnóstico o juicio clínico.** Como vemos, no hay un solo tipo de obesidad, sino que hablamos de varios tipos. Cada paciente es único y, si no reflejamos en su diagnóstico el tipo y grado de obesidad, los factores que consideramos desencadenantes y contribuyentes y las complicaciones asociadas, será imposible realizar un adecuado tratamiento personalizado.

Sin llevar a cabo bien todo lo anterior (anamnesis, exploración física y pruebas complementarias), será muy difícil llegar a un buen diagnóstico, que incluya la causa o causas del síntoma que ha traído al paciente a nuestras consultas. Nunca debemos caer en el error de usar fármacos que traten los síntomas sin resolver la causa que los desencadenó.

→ **Plan de tratamiento.** En el caso de la obesidad, además de tratar los factores causales o desencadenantes como primer paso (trastornos del estado de ánimo, alteraciones hormonales, patología articular...), proponemos un esquema de tratamiento con una jerarquía de tres escalones:

- Primer escalón o cambio de hábitos. De una forma personalizada y progresiva, centrada en el tipo de vida, posibilidades y horarios del paciente, vamos introduciendo mejoras sostenibles que siempre constituyen la base del tratamiento. Engloba patrón dietético, prescripción de ejercicio, recomendaciones en el descanso y/o la gestión del estrés.

  En todos estos campos profundizaremos en los siguientes capítulos.
- Segundo escalón o fármacos.

  1. Que traten la obesidad. Actualmente en España disponemos de los agonistas del GLP-1, de los dobles agonistas GIP/GLP-1 y de Orlistat. Profundizaremos en ellos en el capítulo dedicado al tratamiento farmacológico.
  2. Que traten las enfermedades asociadas, como diabetes, hipertensión arterial, dislipemia...

- Tercer escalón o cirugía. Profundizaremos en él en el capítulo correspondiente.

Plan de seguimiento o acompañamiento. Es diferente con cada paciente y depende de la gravedad de su situación, de si existen o no patologías concomitantes, del grado de conocimiento que tenga el paciente sobre su enfermedad o autocuidado... Debemos aconsejar lo que nos parezca más adecuado teniendo en cuenta estos factores, pero nuevamente esta debe ser una decisión consensuada (donde a veces uno de los limitantes, desgraciadamente, es la lista de espera del médico o, en el caso de la medicina privada, las posibilidades económicas del paciente).

Como **conclusiones** de este capítulo sobre qué esperar de nuestra consulta con el endocrino o de nuestra consulta con cualquier médico, sea de la especialidad que sea, me gustaría recalcar las siguientes: tiempo, cercanía, empatía, rigor científico, escucha... Al menos yo, que además de médico he sido y soy paciente, eso es lo que me gusta encontrar cuando estoy a uno u otro lado de la mesa de consulta.

Tenemos que sentirnos verdaderamente escuchados y esperar que el médico nos haga todas las preguntas y pruebas pertinentes para llegar no solo a conocer nuestros síntomas, sino su verdadera causa. Sentirnos tratados como un todo y no como una enfermedad en concreto.

Es esencial que, como colofón de la consulta, nos explique detalladamente las opciones de tratamiento, evitando ser paternalista o autoritario, simplemente facilitando la información necesaria para que podamos comprender nuestra enfermedad y participar activamente en nuestro cuidado.

También debemos esperar que esté formado y actualizado porque sienta verdadera pasión y vocación de aprender y ayudar. Desgraciadamente, durante nuestro periodo de especialización de cuatro años, no se ahonda lo suficiente en prescripción de dieta, ejercicio, descanso, por lo que nos toca seguir formándonos con cursos, másteres... Por otro lado, la medicina avanza constantemente, por lo que, si no estamos al día, no podremos ofrecer a nuestros pacientes el mejor tratamiento disponible.

Por último y más importante, yo esperaría que se rodee del mejor equipo posible de nutricionistas, médicos especializados en aparato digestivo, en prescripción de ejercicio, psicólogos, psiquiatras, traumatólogos, cirujanos... Por mucho que el médico deba formarse lo suficiente para atender de forma integral todos los aspectos del paciente, llega un punto en el que necesita la ayuda de alguno de sus compañeros. Contar con un equipo cualificado, que comparta su filosofía de tratamiento, es la clave del éxito.

6

¿Se puede o se debe vivir a dieta? ¿Qué dieta es la más adecuada para mí?

> La comida que ingieres puede ser la medicina más segura y poderosa o el veneno más lento.
>
> Ann Wigmore

Siento decepcionarte si esperabas encontrar en este capítulo la fórmula mágica de dieta que te hará perder todo el peso que piensas que te sobra.

Entiendo que desde hace mucho tiempo nos han hecho creer que en las dietas mágicas o de moda estaba la solución definitiva a nuestros problemas. Incluso nosotros, los médicos, hemos alentado esta teoría facilitando desde nuestras consultas dietas cerradas de 1.300 o 1.500 kilocalorías como única solución al problema de exceso de peso. Pero la medicina avanza y con toda la complejidad que he intentado transmitir hasta ahora, que actúa como telón de fondo de ese exceso de adiposidad disfuncional que nos ocupa, se puede entender que la solución no va a ser una dieta restrictiva o milagrosa.

Por otro lado, sé que este capítulo puede despertar muchas críticas, sobre todo provenientes de los que han decidido apostar por un modelo de dieta u otro como única realidad indiscutible. Como ya he comentado, a los seres humanos no nos gusta dudar ni mucho menos quedarnos en los grises, y cuando no conocemos del todo un tema, corremos el riesgo de posicionarnos de oídas con más fanatismo o fe (en quien nos da confianza y lo defiende) que base científica.

En ocasiones se trata a los patrones de dieta como auténticas religiones, de tal manera que las personas que la siguen forman parte de una identidad, un colectivo con unas bases claras, sin grises, y eso también forma parte de los instintos primitivos de los humanos; nos gusta pertenecer a una tribu.

Por último, detrás de todas estas modas de las dietas, está el hecho de que se han convertido en un negocio muy lucrativo para algunos, y aunque los pacientes se dieran cuenta, tras meses de perseguir el supuesto milagro, de que habían perdido el tiempo, el dinero y muchas veces la salud por el camino, ese dinero ya no se devolvía y ese negocio o moda era desbancado por el siguiente, hasta llegar a nuestros días.

Creo que los médicos debemos abordar la prescripción de dietas desde una actitud humilde y con un deseo constante de aprendizaje. Debemos reconocer que la nutrición es un campo complejo y en constante evolución, con muchas variables que pueden influir en los resultados, y sobre el que es difícil realizar ensayos clínicos de calidad y a largo plazo. Me parece importante compartir con nuestros pacientes el conocimiento basado en la evidencia disponible en el momento para que puedan tomar decisiones informadas sobre su alimentación. Sin embargo, también debemos ser conscientes de que no tenemos todas las respuestas y que algunas recomendaciones pueden cambiar a medida que surjan nuevos hallazgos científicos.

Al principio las grasas fueron señaladas como los principales culpables de problemas de salud como la obesidad y las enfermedades cardiacas. Sin embargo, con el tiempo, la atención se desplazó hacia los azúcares y los carbohidratos refinados como los principales villanos de la dieta moderna. Aunque se han promocionado diversos patrones de dieta, desde bajas en grasas hasta bajas en carbohidratos, los estudios a largo plazo no han demostrado consistentemente la superioridad de uno sobre el otro en términos de salud y de pérdida de peso a largo plazo. Más bien parece que la clave está en una dieta equilibrada y variada, rica en alimentos integrales y baja en alimentos procesados y azúcares añadidos.

Nuestra propuesta siempre debe basarse en los principios de flexibilidad e individualización, centrada en las características y las necesidades de cada paciente.

Tenemos que poner el foco en las cantidades (sin necesidad de contar calorías), el tipo de comida y los horarios. Hay que dejar de hablar de dietas para hacerlo de patrones de nutrición, dejar de poner el foco en los nutrientes y hacerlo en los alimentos, y centrarnos en que el paciente mejore su relación con la comida, en vez de que nuestras recomendaciones sobre su modificación de la dieta acaben acarreando extremismos u obsesiones con detalles que no tienen ninguna importancia en el resultado final.

Lo que suelo hacer yo en consulta es dar unas recomendaciones generales, sobre las que vamos trabajando en las visitas sucesivas, de tal manera que logremos unos horarios y tipos de alimentación adaptados a los gustos y estilo de vida del paciente, sostenibles a largo plazo, y que lo acerquen de manera progresiva a una composición corporal saludable, una reducción de comorbilidades o enfermedades asociadas y una adecuada relación con la comida.

Lo primero que hago es indagar sobre sus conocimientos en el campo de la nutrición. Para que la dieta sea sostenible, es imprescindible que el paciente conozca lo que son los macro y los micronutrientes y sus necesidades aproximadas, lo que son los ultraprocesados o las grasas trans... Lo que queremos es que nuestros pacientes se empoderen y sepan tomar decisiones acertadas acerca de su dieta y su salud. Sin este paso e imponiéndoles nosotros la típica dieta de papel, con sus gramos y su inflexibilidad, solo se podrá seguir durante unos días como mucho, pero sin que esto represente un punto de inflexión en el camino hacia un estado de mayor salud, o si lo hace probablemente sería de manera negativa.

En cuanto a **cantidades**, lamento confirmar en este punto lo que muchos ya han podido comprobar: si no se sigue durante un tiempo una adecuada restricción calórica, será imposible bajar de peso. Esto hace que debamos tener en cuenta las cantidades. Esto no implica ni mucho menos tener que pesar los alimentos o contar calorías, pero sí tener en cuenta que, por muy saludables que sean nuestras elecciones en cuanto al tipo de comida, si nos pasamos en cantidades, no lograremos nuestro objetivo.

¿Cómo conseguimos hacernos una idea de las cantidades sin pesar ni contar calorías? En mi caso, suelo hacer un recordatorio con el paciente de los últimos días (o el paciente me trae un diario por escrito), donde nos manejamos con medidas caseras (cazos, puñados, dedos, medio plato...). De esta manera puedo hacerme una idea de hasta qué punto la cantidad puede estar resultando un problema y vamos ajustando las recomendaciones basándonos en estas mismas medidas caseras.

Una buena forma de aproximación y herramienta es el famoso plato Harvard (ver p. 99): dividimos un plato de tamaño estándar en tres compartimentos, la mitad para las verduras, frutas y hortalizas, un cuarto para las proteínas y el último cuarto para los hidratos de carbono de absorción lenta (preferiblemente integrales).

En ocasiones, cuando tenemos muchas dudas sobre las cantidades, podemos utilizar aplicaciones que nos ayudan a cuantificar lo que comemos y su distribución en cuanto a proteínas, grasas e hidratos de carbono, pero, aunque puede ser de utilidad a corto plazo, en un periodo de tiempo determinado, creo que no es buena idea mantener esta rigidez a medio y largo plazo, pues no me parece una relación saludable ni relajada con la comida.

En cuanto al **tipo de comida**, si hay un patrón de alimentación que ha logrado más evidencia científica sobre el mantenimiento de la salud y disminución de riesgo cardiovascular a corto, medio y largo plazo, es la dieta mediterránea. Así que basaré en esta mis recomendaciones por simplificar (aunque haya variantes como el patrón de dieta atlántica, con similares resultados), así como en otros aspectos que considero básicos para poder llegar a tener un patrón dietético saludable:

- **Abundancia de alimentos vegetales.** Incluir frutas, hortalizas, legumbres, y semillas como base de la alimentación diaria.
- **Grasas saludables.** Priorizar el consumo de grasas saludables como el aceite de oliva virgen extra, pescado

graso (rico en ácidos grasos omega-3), aguacates y frutos secos.

- **Consumo moderado de productos lácteos,** priorizando los fermentados.
- **Ingesta baja a moderada de carnes rojas,** siendo preferibles las proteínas magras como el pollo, el pescado y el cordero.
- **Uso de hierbas y especias.** Utilizar una variedad de hierbas y especias para condimentar los platos en lugar de sal.
- **Buscar que las fuentes de verduras, grasas y proteínas sean lo más variadas posibles.** Esto nos asegurará un adecuado consumo de micronutrientes (vitaminas, minerales). Por otro lado, se ha visto que cuanto más variada y rica sea nuestra alimentación, más variada y saludable será nuestra microbiota.
- **Basar la eliminación de determinados grupos de alimentos (como gluten, lácteos con lactosa o de vaca, legumbres...) en recomendaciones personalizadas dadas por nuestro médico, según intolerancias comprobadas a los alimentos retirados.** En consulta me encuentro en muchísimas ocasiones con pacientes que han retirado el gluten, los lácteos, las legumbres, la pasta, el arroz, algunos tipos de frutas y verduras... y siguen patrones de dieta realmente pobres, muchas veces asociados a déficits nutricionales. Si esto se prolonga mucho en el tiempo, a veces nos resulta muy difícil reintroducir los alimentos eliminados, porque al haber empobrecido nuestra microbiota, también lo hemos hecho con nuestra capacidad de digestión.
- **Limitar en lo posible los productos (no se merecen ser llamados alimentos) ultraprocesados** y basar la ali-

mentación en comida real. Los alimentos ultraprocesados son productos alimenticios que han sido sometidos a múltiples procesos industriales, y que generalmente contienen una larga lista de ingredientes, muchos de los cuales son aditivos, como colorantes, conservantes, edulcorantes y potenciadores de sabor. Estos productos suelen ser altos en calorías, grasas saturadas, azúcares añadidos y sodio, mientras que son bajos en nutrientes esenciales como vitaminas, minerales y fibra. Además, suelen ser muy poco saciantes, lo que nos dificulta controlar las cantidades.

- **Utilizar formas de cocinado saludables,** evitando en lo posible los fritos, rebozados, salsas...
- **Evitar en lo posible azúcares simples o hidratos de carbono refinados y de rápida absorción.** Van a generar un pico más acusado de glucosa, asociado a un pico elevado de insulina, que provoca una montaña rusa. La caída de los niveles de glucosa en el organismo será considerada como una pérdida de homeostasis y una activación de los mecanismos de apetito, con el intento de recuperar nuestros niveles de azúcar y la estabilidad.
- **Un adecuado aporte de proteína y fibra** en la dieta, por el contrario, será nuestro mayor aliado, ya que enlentecerá la absorción de los hidratos de carbono, y el pico de glucosa e insulina generado nos mantendrá saciados durante más tiempo, aumentará el gasto calórico asociado a la digestión y el procesamiento de los alimentos, y contribuirá, si lo asociamos con ejercicio físico (principalmente de fuerza aunque también aeróbico), a que la pérdida de peso sea principalmente de grasa más que de músculo.

Hay una teoría de la palanca de las proteínas, que aboga por que uno de los determinantes de nuestro apetito es controlado por la necesidad de nuestro organismo de llegar a una cantidad mínima de aporte proteico, y, hasta que este no esté satisfecho, van a estar activados nuestros mecanismos de apetito e inhibidos los que señalan saciedad.

- **Evitar bebidas carbonatadas y edulcoradas.** Acostumbrarnos al agua.

Los horarios

Con el tiempo, los médicos hemos visto que nuestra clásica recomendación de cinco comidas al día no tiene mucha base científica; y creo que evolutivamente no tiene mucho sentido. No parece que nuestros ancestros necesitaran tantas ingestas, y tenemos unos mecanismos de ahorro que nos permiten no tener la necesidad de comer cada 3 horas.

Tampoco pretendo despertar extremismos con este punto, pues no tiene una relevancia tan significativa en el resultado final, pero no se ha llegado a demostrar el principio que nos llevaba a recomendarlo, que era llegar con menos hambre a la comida siguiente. Lejos de esto, parece que las calorías aportadas solo ejercen un efecto sumatorio y en la mayoría de los pacientes no reducen la ingesta posterior. Esto no quiere decir que, si pasan muchas horas entre tus comidas y tienes necesidad de tomarte algo entre medias, vayas a arruinar los resultados.

Por otro lado, el hecho de comer cinco veces al día creo que es perjudicial a la hora de diferenciar nuestro apetito fisiológico de nuestra ingesta emocional. Si hacemos un continuo de comidas, tampoco seremos muy conscientes de cuándo estamos picando o haciendo nuestra primera o segunda media mañana.

Por último, comer con demasiada frecuencia a lo largo del día puede dificultar que el intestino realice sus movimientos de limpieza, conocidos como el complejo motor migratorio. Estos movimientos son esenciales para mantener el equilibrio de nuestra microbiota y mejorar la digestión. Respetar intervalos adecuados entre las comidas permite que el intestino se «autolimpe», reduciendo el riesgo de desequilibrios y favoreciendo una mejor absorción de nutrientes. A la luz de las evidencias actuales (aunque no descarto cambiar mis recomendaciones en un futuro), **suelo aconsejar a mis pacientes cenar pronto y desayunar más bien tarde,** dejando unas 12-13 horas de ayuno fisiológico nocturno y juntando de tal manera las tres comidas principales que no haga mucha falta el picoteo o las medias mañanas y las meriendas. Por otro lado, hay muchos estudios que nos hablan de lo perjudicial que es comer por la noche, dado que somos animales diurnos y esto altera profundamente nuestros ritmos circadianos, y picos de hormonas nocturnas como la melatonina...

En cuanto al **ayuno intermitente**, consiste en la restricción de la ingesta superior al 60 por ciento durante dos o tres días a la semana, o a días alternos, o bien una limitación del periodo de ingesta a 8 o 10 horas diarias la mayor parte de los días. Dadas las distintas posibilidades de implementación y que en las ventanas de ingesta en ocasiones esta ha sido libre, sin ningún tipo de restricción en cuanto a calidad o cantidad de comida, ha sido difícil sacar conclusiones en los distintos estudios realizados. Parece que a veces ha representado una herramienta práctica en el control del peso, mecanismo que se ha relacionado únicamente con que, al disminuir la ventana de oportunidad, ha bajado la cantidad de calorías finales aportadas, pero no hay mucha evidencia disponible a medio y largo plazo.

Ayunos de más de dieciséis horas parece que pueden favorecer la pérdida de músculo y la puesta en marcha de mecanismos compensadores, como la disminución de hormona tiroidea activa (T3) o el aumento de la hormona de estrés o el cortisol (que favorece la resistencia a la insulina).

Para añadir aún más controversia a este punto, hace poco que la prensa se hizo eco de una comunicación llevada a un congreso de Cardiología en Estados Unidos, que por ahora no ha sido publicada. En esta comunicación se relacionaba la práctica del ayuno intermitente con el aumento del riesgo en un 91 por ciento de desarrollar un evento mayor cardiovascular.

En realidad, lo que hicieron los investigadores fue analizar de forma retrospectiva datos de una encuesta de consumo de alimentos (realizada en dos momentos diferentes de un periodo de quince años) de más de 20.000 personas, y observaron que aquellas que restringieron su periodo de alimentación a menos de ocho horas tenían un 91 por ciento de riesgo mayor de experimentar un evento cardiovascular en comparación con aquellas que seguían un patrón de alimentación típico.

Al ser un estudio observacional, no se puede hablar de causalidad, como mucho de correlación (que puede ser inversa, es decir, que las personas que tienen más enfermedades de base o peores horarios de sueño, o más estrés, hagan menos comidas al día, sin que esto sea la causa de los eventos cardiovasculares). Aunque obviamente, por su diseño, tuvo muchas limitaciones, como basarse únicamente en lo que recordaban los participantes o no tener en cuenta otros condicionantes de salud. Esto nos hace reflexionar sobre la falta de estudios a largo plazo que nos permitan recomendar pautas de ayuno intermitente a nuestros pacientes como un hábito sostenible en el tiempo, en vez de como una intervención puntual autolimitada.

El plato Harvard

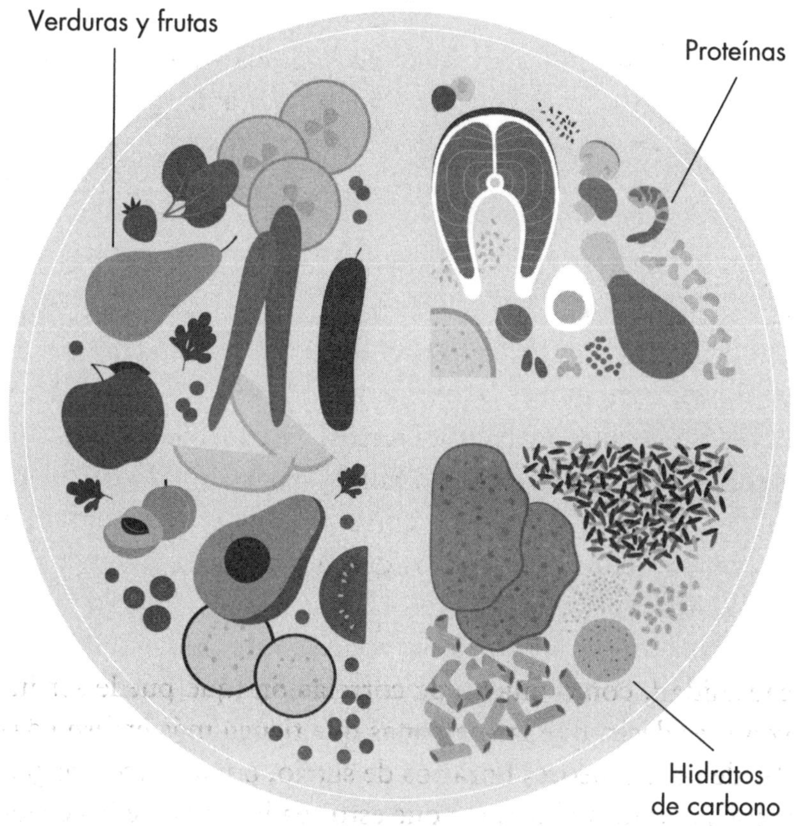

La mitad del plato está dedicada a las VERDURAS. Consumir una amplia variedad de diferentes colores es esencial para obtener una gama completa de micronutrientes. Las zanahorias proporcionan betacaroteno para la vitamina A, las espinacas contienen vitamina K y hierro, el brócoli ofrece vitamina C y ácido fólico, mientras que los pimientos rojos son ricos en vitamina C y antioxidantes. Los tomates aportan licopeno, las berenjenas contienen antocianinas, la calabaza proporciona betacaroteno, las remolachas tienen betalaínas y la col rizada ofrece vitamina K y antioxidantes.

Como complemento, lo ideal es incluir de dos a tres piezas de fruta al día.

Además, todas ellas constituyen una excelente fuente de fibra.

Una cuarta parte del plato se reserva para la PROTEÍNA, que puede provenir de diversas fuentes, como pescado, pollo, huevos, carne, mariscos, lácteos o proteínas vegetales como tofu, tempeh o legumbres. Estas proteínas son fundamentales para la construcción y reparación de tejidos, el crecimiento muscular y el buen funcionamiento del sistema inmunológico.

La cuarta parte restante del plato se destina a los HIDRATOS DE CARBONO, con una preferencia por las opciones integrales de patatas, arroz, pasta, cereales, legumbres y pan. Es importante no excederse en esta sección, ya que los hidratos deben ser un acompañamiento o guarnición, no el plato principal, y su cantidad debe ser proporcional al ejercicio realizado.

Un buen truco, con algunos hidratos de carbono como la patata o el arroz, consiste en cocerlos el día previo y guardarlos en la nevera hasta el día siguiente, esto disminuye el pico de glucosa que producen, aumenta su contenido de almidón resistente, que es un gran prebiótico y puede reducir las calorías absorbidas, lo que contribuye a una mejor salud metabólica y digestiva.

En general, lo ideal es escoger la fuente de proteína, a continuación el acompañamiento de verduras y lo último la fuente de hidrato de carbono, teniendo en cuenta que las legumbres nos aportarán tanto proteína como hidrato de carbono, por lo que, junto con una verdura, serían un plato único.

Por limitaciones en cuanto a la extensión del libro, no puedo hacer referencia a otros posibles patrones de alimentación, como una dieta vegana o vegetariana, con innegables beneficios a nivel de sostenibilidad ambiental, ética alimentaria, impacto social, y en muchas ocasiones también en cuanto a nuestra salud. Distintos estudios señalan que una dieta vegetariana puede ayudarnos a mejorar el control glucémico, el de lípidos e incluso reducir la incidencia y la mortalidad por cardiopatía coronaria. Todo depende de cómo esté planteada esa dieta. La clave no está en incluir en nuestra alimentación o no alimentos de origen animal (aunque si no se incluyen deberíamos suplementarla con micronutrientes como la vitamina B12). Tanto en una dieta vegetariana como en una omnívora, es posible seguir patrones alimenticios saludables o poco saludables, en relación con las cantidades, los horarios, la ingesta de grasas y/o alimentos ultraprocesados...

Llegados a este punto, me gustaría volver a que **lo importante es individualizar nuestras recomendaciones según el perfil del paciente que tenemos delante.** Un estudio muy bonito y esclarecedor, realizado por el equipo de Andrés Acosta en el año 2021, aborda este tema al considerar diferentes fenotipos o perfiles de pacientes.

Dividieron a los pacientes en cuatro grupos según su fenotipo: cerebro hambriento, estómago hambriento, bajos quemadores y hambre emocional. Luego adaptaron las intervenciones según las necesidades específicas de cada grupo. Por ejemplo, para los pacientes con hambre emocional, se enfocaron en proporcionar un *coaching* más intenso y abordar las causas subyacentes de su alimentación emocional. Para los bajos quemadores, se hizo hincapié en el ejercicio de alta intensidad (HIIT) para aumentar su gasto energético. Y para aquellos con estómago o cerebro hambriento, se ajustó la ingesta de alimentos para incluir comidas con mayor contenido de proteínas y fibra que pudieran promover la saciedad y controlar el apetito.

Los resultados del estudio mostraron que, al adaptar las intervenciones según el fenotipo de cada paciente, se obtuvieron mejores resultados en términos de pérdida de peso y mantenimiento a largo plazo.

El avance en áreas como la inteligencia artificial y los estudios genéticos y epigenéticos probablemente nos permitan en un futuro determinar las intervenciones nutricionales de una forma más personalizada, sabiendo qué pacientes responderán mejor a una u otra recomendación. Hasta que llegue ese día, la historia clínica seguirá siendo el mejor instrumento para establecer los fenotipos y la individualización de las recomendaciones.

Ahora que he compartido algunas recomendaciones generales sobre cómo debería ser una intervención en la dieta, basada en hábitos o patrones sostenibles y saludables según la evidencia científica actual, me gustaría también mencionar algunos aspectos sobre las recomendaciones que podrían no ser beneficiosas para nuestra salud. Creo que esto es crucial en la actualidad, dada la proliferación de información y desinformación en el mundo digital.

Es importante estar alerta ante la posibilidad de recibir **consejos dietéticos incorrectos**. A continuación paso a enumerar algunas de las pautas que, desde mi punto de vista, podrían empeorar nuestra salud:

- Que no se haya realizado un estudio previo adecuado que incluya una exhaustiva historia clínica, exploración física y, al menos, un análisis de laboratorio, para identificar las causas subyacentes del exceso de peso, como factores emocionales, hormonales, alteraciones en la microbiota o enfermedades subyacentes, donde habría que poner el foco para lograr resultados óptimos.
- Que no se haya tenido en cuenta el contexto individual del paciente, que puede incluir limitaciones económicas para acceder a ciertos alimentos, horario y tipo de trabajo, situación personal de estrés...
- Prescripciones centradas en la pérdida de peso y no en la pérdida de grasa. En todas las dietas hay siempre una pérdida de grasa, de músculo y de agua, pero el porcentaje de pérdida de cada uno de estos componentes es diferente dependiendo de qué tipo de dieta estemos siguiendo. Una dieta demasiado restrictiva y/o muy desequilibrada en el aporte de macronutrientes (muy pobre en hidratos de carbono o proteínas) acarreará una pérdida de músculo mayor y con ello más peligro de efecto rebote.
- Dietas no individualizadas y muy estrictas podrían aumentar el riesgo de desarrollo de trastornos de la con-

ducta alimentaria, como anorexia nerviosa, bulimia o trastorno por atracón y el de déficits nutricionales.

- Que la recomendación dada no tenga en cuenta la realización de ejercicio, la gestión del estrés, el descanso nocturno y el cuidado del sistema digestivo. Estos cuatro hábitos son como las patas de una mesa, si una se rompe, la mesa se caerá. Es esencial mantener el equilibrio entre todos ellos para lograr una salud óptima.
- Que busquemos un balance energético negativo y no protejamos nuestra masa muscular aumentando el ejercicio (principalmente de fuerza) y evitando que el déficit sea excesivo; porque estamos abocados a un cambio en la composición corporal, asociado a la pérdida de peso, que no siempre resulta beneficioso para nuestra salud (pérdida de masa muscular y efecto rebote, que aumenta nuestro porcentaje de grasa y empeora nuestro gasto energético basal).
- Por último y como conclusión: que la dieta no sea sostenible a largo plazo, es decir, que esté desequilibrada en la distribución de macronutrientes y micronutrientes o sea demasiado restrictiva. Además de que mantenernos en un régimen alimenticio así sea poco realista, esta situación tampoco contribuye a mejorar nuestra salud ni a prevenir enfermedades; es más, en ocasiones puede tener efectos adversos. Es esencial que la dieta sea equilibrada, variada y adaptable a nuestras necesidades y estilo de vida, que mejore nuestra relación con la comida y que realmente beneficie nuestra salud de manera integral.

7

¿Puedo perder peso sin hacer deporte? ¿Qué pinta el músculo en mi pérdida de peso?

> No dejamos de hacer ejercicio porque envejecemos; envejecemos porque dejamos de hacer ejercicio.
>
> MARCOS VÁZQUEZ

Caminar es una actividad fundamental para nuestra salud, ya que contribuye significativamente a alejarnos de la muerte. Sin embargo, aunque caminar es crucial, no es suficiente por sí solo. Para alcanzar un bienestar integral, es necesario complementar esta actividad con otros tipos de ejercicios que fortalezcan nuestro cuerpo y nuestra mente de manera más completa.

Las investigaciones recientes han ampliado nuestra comprensión sobre cómo la pérdida de fuerza muscular, conocida como «dinapenia», ocurre más rápidamente que la pérdida de masa muscular propiamente dicha. Este conocimiento ha llevado a revisar la definición clínica de sarcopenia, reconociéndola no solo como pérdida de masa, sino también de función muscular. El escenario más peligroso que podemos encontrarnos desde el punto de vista de las consecuencias sobre nuestro metabolismo y nuestra salud es lo que conocemos como «obesidad sarcopénica», en la que el paciente presenta un exceso de adiposidad disfuncional asociado a unos músculos empobrecidos, infiltrados de grasa y con disminución de su capacidad de ejercer fuerza.

Entrenar la fuerza es la única forma de no perder músculo mientras estamos siguiendo unas recomendaciones de dieta que nos llevan a un balance negativo de calorías. También evita el efecto rebote. Nuestro organismo intenta mantener cierto nivel de proteína o de músculo, y cuando lo perdemos, nuestro cerebro señaliza hambre hasta que lo recuperamos (esto se suma a menor gasto energético por menor masa muscular).

Otro mecanismo que evita el efecto rebote es que nuestra masa muscular aumenta nuestro gasto energético basal (el músculo gasta calorías hasta cuando dormimos, mientras que la grasa no consume a penas calorías para su mantenimiento).

A partir de los treinta años, si no entrenamos, perdemos un 5 por ciento (entre el 3 y el 7 por ciento dependiendo de nuestro trabajo) de músculo cada década, lo que hace que al cabo del tiempo tengamos más probabilidad de cruzar el umbral de la incapacidad (por debajo del cual ya no podemos valernos por nosotros mismos).

Los médicos cada vez estamos más concienciados de esto, y en los últimos años está habiendo un auge en cuanto a aumentar nuestros conocimientos y formación en este campo.

Aun así, hay profesionales subespecializados en este campo, y lo ideal es que trabajemos todos como un equipo para mejorar la salud del paciente.

En este capítulo intentaré dar de forma generalizada algunas definiciones y recomendaciones que espero que resulten prácticas y amenas, aunque este campo da para un libro entero, y cada paciente tiene unas peculiaridades que necesitan una prescripción personalizada, por lo que es necesario que en la implementación de lo que aquí tratemos nos ayude un profesional.

Por otra parte, en muchas ocasiones veo en mi consulta a pacientes con una enfermedad cardiovascular o con diferentes tipos de lesiones musculares o articulares, y en ese caso será el especialista en rehabilitación cardiaca o el traumatólogo, reumatólogo, rehabilitador... quien nos marque los pasos que hay que seguir.

Ejercicio

> **Definición**: El ejercicio es una forma de actividad física que es planificada, estructurada, repetitiva, y tiene como objetivo final mejorar o mantener uno o más componentes de la condición física.

Esta actividad implica un esfuerzo consciente y se lleva a cabo en sesiones con objetivos de intensidad, duración y frecuencia específicos.

No tiene por qué ser una actividad muy prolongada. Recientemente hemos descubierto los beneficios de realizar «*snacks* de ejercicio» en los trabajos sedentarios. Consiste en poner la alarma cada dos horas y parar unos 10-15 minutos para hacer algo de ejercicio, como sentadillas, flexiones, dominadas... Entiendo que la posibilidad de realizar esto depende de nuestro entorno laboral, pero en las personas que se lo pueden permitir porque teletrabajan conseguimos todo tipo de mejoras, tanto en el músculo y en el metabolismo (cada minuto cuenta), como en el estado de ánimo y la capacidad de concentración posterior.

Hay que diferenciar el ejercicio del *NEAT* (Non-Exercise Activity Thermogenesis), que se refiere a la energía que gastamos para todo lo que hacemos cuando no estamos durmiendo, comiendo o realizando deportes estructurados.

El NEAT incluye actividades como caminar, tareas del hogar, subir o bajar escaleras... Y tiene un impacto más significativo en nuestro gasto energético diario total que la realización de ejercicio formal dos o tres veces a la semana.

Es decir, que el primer escalón y lo más importante es que nos movamos en nuestro día a día: que vayamos andando a buen ritmo en vez de coger el coche, que escojamos las escaleras en vez del ascensor, que salgamos a dar una vuelta cuando hablamos por teléfono, que utilicemos un escritorio elevable para cambiar de posición mientras trabajamos...

Fidgeting: Se refiere a pequeños movimientos inquietos que las personas hacen, a menudo inconscientemente, como mover los pies, cambiar de posición... Se ha visto que puede contribuir a nuestro gasto energético total, a la mejora de la circulación y al mantenimiento de nuestra salud.

Yo era la típica niña nerviosa en clase, que no paraba de moverse, y mis profesores y mis padres me repetían constantemente que parara; ¡ojalá hubiera sabido esto del *fidgeting* antes, para explicarles que no solo no era malo, sino que estaba contribuyendo a mi salud presente y futura!

Ahora que nadie me corrige, cada vez que puedo, levanto los talones y muevo mis piernas de forma casi automática, mientras escribo o estudio.

Beneficios del ejercicio

El ejercicio es un hábito esencial, y no solo porque nos ayude a perder peso o a tener una composición corporal más saludable y mantenerla, es que **las personas que realizan ejercicio tienen menor riesgo de mortalidad por todas las causas y por supuesto, también, de enfermedad cardiovascular.**

El ejercicio no solo consigue que vivas más, sino que vivas mejor. Entre otros muchos beneficios demostrados, sabemos que:

- Disminuye el riesgo de padecer algunos tipos de cáncer (vejiga, mama, colon, endometrio, esófago, riñón, pulmón y estómago).
- Mejora el perfil lipídico, disminuyendo las concentraciones de triglicéridos y colesterol LDL «o malo» e incrementando las de colesterol HDL «bueno».
- Mejora la sensibilidad a la insulina, el metabolismo de la glucosa y el control metabólico de las personas con diabetes.
- Mantiene la integridad de la densidad ósea, previniendo la osteoporosis.
- Mejora el control de la presión arterial en sujetos hipertensos.
- Tiene efectos psicológicos positivos: aumenta la autoestima, disminuye la ansiedad y la depresión, ayuda a conciliar mejor el sueño.

- Mejora la capacidad respiratoria.
- Mejora la circulación sanguínea y la actividad fibrinolítica.
- Mejoría cognitiva y reducción del riesgo de demencia (incluida la enfermedad de Alzheimer).
- Menor riesgo de caídas (adultos mayores) y mejor capacidad funcional al envejecer.

Si nos dijeran que una pastilla consigue todos estos beneficios sin ningún efecto secundario, estoy segura de que, por mucho dinero que costara, correríamos a comprarla.

Sabemos que el ejercicio tiene todos estos beneficios y no cuesta nada..., pero no solemos sacar tiempo para practicarlo.

¿Qué tipos de ejercicio debo practicar para obtener estos beneficios?

Los ejercicios pueden clasificarse en varias categorías, cada una con beneficios específicos para la salud:

- **Ejercicio aeróbico o de resistencia.** Incrementa la frecuencia cardiaca y mejora la capacidad cardiovascular. Incluye bailar, correr, nadar o montar en bicicleta, entre otros. Es especialmente efectivo para quemar calorías, controlar el peso y aumentar la capacidad pulmonar y la oxigenación de nuestros tejidos.
- **Entrenamiento de fuerza.** Implica realizar movimientos musculares en contra de un peso o una resistencia. Incluimos en este grupo levantar pesas, usar bandas de resistencia o realizar ejercicios con nuestro propio peso corporal, como flexiones y abdominales (calistenia). Este tipo de ejercicio es crucial para mantener la

masa muscular, lo que es particularmente importante en la mejora de nuestra composición corporal, que es la base de la optimización de nuestra salud.
- **Ejercicios de flexibilidad.** Son actividades diseñadas para estirar los músculos y aumentar la capacidad de las articulaciones para que se muevan a través de su rango completo de movimiento. Buenos ejemplos son el yoga y el pilates. Estos ejercicios mejoran la movilidad articular, reducen el riesgo de lesiones y pueden ayudar a aliviar el dolor.
- **Ejercicios de equilibrio.** Implican la realización de posturas o movimientos que desafían la capacidad del cuerpo para mantenerlos y se utilizan sistemas musculares y nerviosos para lograrlo. Estos ejercicios requieren que el cuerpo responda a diversas fuerzas sin caerse, manteniendo el control. Un ejemplo es el taichí. Son importantes para mejorar la coordinación y prevenir caídas.

Los estudios concluyen que el mejor beneficio se obtiene combinando todas estas modalidades.

Y cuando la OMS habla de mínimos (para no considerarnos sedentarios), nos dice que debemos realizar al menos 150 minutos de actividad aeróbica de intensidad moderada a la semana, complementados con dos o más días de entrenamiento de fuerza.

Las **variables** que tenemos presentes cuando prescribimos un ejercicio tienen diferente significado dependiendo de si nos referimos a ejercicios de fuerza o ejercicio aeróbico:

- **Intensidad.** En el caso del ejercicio de fuerza, la intensidad se refiere a la cantidad de peso que puedes levantar o a la dificultad en la realización del ejercicio (por ejemplo, hacer sentadillas con una pierna o hacerlas con las dos piernas). En el caso del ejercicio aeróbico la intensidad se refiere al porcentaje de frecuencia cardiaca máxima a la que llegamos cuando entrenamos (considerando que la máxima es 220 menos el número de nuestros años).

- **Volumen.** En el ejercicio de fuerza se refiere al número de repeticiones totales. En el ejercicio de resistencia o aeróbico, al tiempo total o la distancia recorrida.
- **Frecuencia.** En el ejercicio de fuerza se refiere al número de sesiones semanales en el que entrenamos un grupo muscular, y en el ejercicio de resistencia o aeróbico, simplemente al número de sesiones semanales.
- **Esfuerzo.** Es una variable subjetiva que se refiere a la cantidad de esfuerzo que percibimos que realizamos en cada uno de nuestros entrenamientos. El fallo en el entrenamiento de fuerza es el momento en el que no puedes hacer ni una sola repetición más. Si entrenas a esfuerzo máximo, existe el riesgo de lesiones o de que necesites mucho tiempo para recuperarte, pero con esfuerzos demasiado bajos no se progresa.

Para planificar el entrenamiento de un paciente deberemos tener en cuenta todas estas variables y la relación que tienen entre sí; es decir, si queremos aumentar el volumen, deberíamos bajar la intensidad.

Para progresar hay que realizar una sobrecarga progresiva. Cuando nuestro organismo se adapta, no podemos seguir repitiendo los mismos ejercicios a la misma intensidad y durante el mismo tiempo porque entonces no progresaremos. Debemos enfrentarnos cada vez a pesos mayores y a bandas elásticas más resistentes; otra forma es incrementar la dificultad aumentando el rango de movimiento, por ejemplo, haciendo una sentadilla profunda. Es bueno registrar el progreso.

Diseño del programa de ejercicio

Antes de prescribir un ejercicio se evaluará la capacidad cardiovascular, la capacidad muscular y el equilibrio.

Además, para planificar el ejercicio físico de un paciente debemos tener en cuenta otros muchos factores, como sus objetivos, el tiempo del que dispone, el material, si tiene o no algún tipo de lesión...

Por último, y quizá más importante, debemos tener en cuenta que la fuerza de voluntad no es inagotable. En nuestra práctica clínica, aspiramos a que los pacientes adopten nuevos hábitos y los mantengan a largo plazo, pero es poco realista esperar que se adhieran de manera regular a un tipo de ejercicio que no les gusta. Aunque con la motivación adecuada podrían tolerarlo por un tiempo, es improbable que sostengan una actividad que no disfrutan y que además demanda su tiempo y esfuerzo.

Hay que pensar que les estamos privando de una fuente de placer (o dopamina), como puede ser una comida rica en azúcares o grasas, y que además les vamos a pedir que integren en su vida algo que en principio no les atrae o les requiere un tiempo y un esfuerzo que no ven compensado a corto plazo.

Por esta razón, lo primero que hago, una vez evaluada la capacidad cardiopulmonar y el estado físico del paciente, es indagar sobre sus preferencias en cuanto a ejercicio. Resulta mucho más sencillo retomar una actividad que saben que les gusta que iniciar desde cero algo completamente nuevo. Esta aproximación no solo facilita la adopción de buenos hábitos, sino que también incrementa las probabilidades de que estos se mantengan a largo plazo.

Si previamente han sido sedentarios y no les llama la atención ningún tipo de ejercicio, intentamos buscar combinaciones que les resulten atractivas, como hacerlo acompañado de amigos, o realizar una tabla de ejercicio de fuerza mientras escuchan un pódcast o música que les guste o relaje..., algo que haga que la actividad les atraiga.

En mi caso, me encantan las series y aprovecho para ver un capítulo mientras hago una tabla de ejercicio de fuerza. Lo tengo tan interiorizado que actualmente me resulta raro ver un capítulo tumbada en el sofá. Como sabemos, cualquier hábito (tanto bueno como malo) es cuestión de tiempo y de repeticiones, instaurarlo y desesterarlo, y cuando se convierte en una costumbre, nos empieza a salir de forma natural, «nos lo pide el cuerpo».

Como hemos dicho previamente, la idea es combinar diferentes tipos de ejercicio a lo largo de la semana.

A todos mis pacientes les aconsejo que, para implementar el ejercicio de fuerza (también los días que no puedan ir a un gimnasio), adquieran unos materiales básicos: unas bandas elásticas abiertas y de glúteos, lastres, pesas (conviene probar en la tienda el peso que podemos levantar sin riesgo de lesiones) y una esterilla. En conjunto, es realmente económico y podemos guardarlo en cualquier sitio de nuestra casa.

Sobre el tipo de **ejercicio aeróbico**, aconsejo el que más les motive, aunque tendrá más beneficios si se puede realizar en exteriores, en contacto con la naturaleza. Montar en bici, correr, nadar, bailar... son excelentes opciones.

Hay diferentes maneras de distribuir las sesiones, pero un buen patrón puede ser uno que integre tres días de fuerza, dos días de cardio y un **HIIT**. Este último consiste en alternar esfuerzos altos (más del 85 por ciento de la frecuencia cardiaca máxima, o de 8 a 9 de esfuerzo percibido durante 40-60 segundos) con descansos breves. Esto ha demostrado ser un tipo de entrenamiento muy eficiente, que quema más grasa en menos tiempo y aumenta de una forma más marcada tu VO2 Max (o volumen máximo de oxígeno, que es una medida que define la capacidad máxima de un individuo para transportar y utilizar oxígeno durante el ejercicio intenso).

Otra opción, cuando no disponemos de mucho tiempo, es combinar ambos el mismo día. En este último caso, tras calentar unos 5-10 minutos, comenzaríamos con la tabla de fuerza, para finalizar nuevamente con un ejercicio aeróbico (como bici, elíptica, correr...) unos 15-20 minutos. Hay que tener en cuenta que el orden importa: realizar primero ejercicios de fuerza puede potenciar las ganancias musculares, más que si se comienza con los aeróbicos.

Hay ejercicios que por naturaleza combinan resistencia y ejercicio aeróbico, como el *crossfit* y el boxeo.

¿Qué son las mioquinas y cómo contribuyen a nuestra salud?

El descubrimiento de que el músculo esquelético actúa como un órgano endocrino que produce mioquinas es un avance científico relativamente reciente, logrado hace poco más de dos décadas. Estas mioquinas son proteínas secretadas por el tejido muscular y tienen funciones similares a las hormonas; influyen no solo en el propio músculo, sino en todo el cuerpo, incluyendo el sistema inmunológico y las células grasas.

Desde el año 2000, cuando se acuñó el término «mioquinas», los estudios han identificado más de 548. Para complicarlo aún más, algunas mioquinas pueden tener efectos inflamatorios, como la IL-6, pero actuar como antiinflamatorias cuando son producidas por el tejido muscular durante el ejercicio.

Si no os parecía lo suficientemente fascinante y complejo, os resumiré brevemente otras proteínas secretadas en otros órganos durante el ejercicio, que contribuyen a los beneficios producidos por este y a la comunicación y coordinación entre los distintos órganos implicados.

Las hepatoquinas (producidas en hígado), las osteoquinas (en hueso) y las adipoquinas, de las que ya hemos hablado cuando hemos profundizado en todas las funciones que llevan a cabo los adipocitos que conforman la grasa.

Volviendo a las mioquinas, como la IL-6, la irisina y el BDNF alfa no solo fomentan el crecimiento y fortalecimiento muscular, sino que también tienen la capacidad de transformar la grasa blanca en grasa marrón. Esta transformación ayuda al cuerpo a quemar más calorías y a regular la temperatura de manera eficiente. Además, el BDNF alfa mejora la función cerebral, demostrando cómo el ejercicio puede beneficiar tanto al cuerpo como a la mente.

Las osteoquinas producidas en el hueso, como la osteocalcina, pueden estimular el crecimiento muscular. No obstante, hay otras osteoquinas, como la esclerostina, que pueden inhibir este crecimiento, mostrando así una interacción compleja entre huesos y músculos durante el ejercicio.

Ya hemos visto cómo el tejido graso secreta unas proteínas conocidas como adipoquinas. Ejemplos de estas son la leptina (hormona del hambre) y la adiponectina (hormona de la saciedad), que son esenciales para regular el metabolismo energético y tienen un impacto significativo en la salud de los músculos y huesos. Estas adipoquinas son cruciales para mantener el equilibrio energético y la homeostasis metabólica.

Aunque menos conocidas, las hepatoquinas son liberadas por el hígado y también juegan un papel importante en la regulación del metabolismo durante la actividad física.

Como vemos, el ejercicio provoca una interacción dinámica entre mioquinas, osteoquinas, adipoquinas y hepatoquinas. Esta red de comunicación entre músculos, huesos, tejido graso y el hígado optimiza nuestra salud, fortaleciendo el cuerpo y mejorando la eficiencia metabólica. En resumen, todas estas proteínas intervienen en los beneficios asociados al ejercicio al mejorar el crecimiento muscular, la formación de hueso, la generación de nuevas mitocondrias, el uso de glucosa y la quema de grasas, la función cognitiva y la reducción del riesgo de trastornos neurodegenerativos y de la inflamación crónica.

Como se puede intuir, es un mundo apasionante y sobre el que habrá muchas más investigaciones y aplicaciones prácticas (como biomarcadores) en un futuro cercano.

Errores frecuentes al realizar ejercicio

En este apartado quiero compartir algunos de los errores que me encuentro frecuentemente en la consulta y cómo evitarlos:

1. **No incrementar la intensidad.**
   Problema. Mantener una intensidad constante en el ejercicio puede llevar a una meseta en el rendimiento y en los resultados de salud. La adaptación muscular puede estancarse si los estímulos no varían o se intensifican.
   Solución. Incrementar progresivamente la intensidad del entrenamiento es fundamental para continuar estimulando mejoras en la fuerza y la resistencia cardiovascular. La teoría del estrés progresivo sostiene que, para que el tejido muscular crezca y se fortalezca, necesita ser desafiado regularmente con cargas que excedan los niveles habituales de fuerza y resistencia. Es necesario incrementar gradualmente el peso levantado o las repeticiones para lograr nuestro objetivo.
2. **No llegar a un estímulo suficiente para estimular los mecanismos de anabolismo.**
   Problema. Si el ejercicio no alcanza un umbral de intensidad, puede no ser suficiente para activar los mecanismos anabólicos necesarios para la reparación y crecimiento muscular. El músculo se fortalece porque con el ejercicio se daña y por la noche se repara creciendo.
   Solución basada en evidencia. Se recomienda integrar ejercicios que lleven a los músculos a la fatiga dentro de las sesiones de entrenamiento.
3. **No llegar a una cantidad suficiente de calorías, proteínas e hidratos de carbono.**
   Problema. Un aporte insuficiente de macronutrientes y calorías puede comprometer la recuperación y el rendimiento, además de impedir el crecimiento muscular y la adaptación al entrenamiento.

Solución basada en evidencia. La nutrición debe alinearse con los objetivos del entrenamiento para facilitar la recuperación y el crecimiento muscular. Hay estudios que demuestran que el consumo de proteínas en cantidades adecuadas es crucial para el anabolismo muscular, especialmente cuando se consume en las horas posteriores al ejercicio. Además, los hidratos de carbono son necesarios para reponer las reservas de glucógeno muscular y hepático, y las calorías totales deben ser suficientes para soportar el gasto energético del ejercicio.

4. **No respetar tiempos de descanso suficientes para que el músculo se regenere o no dormir las suficientes horas.**
Problema. La falta de descanso adecuado puede impedir la recuperación y el crecimiento muscular. Dormir pocas horas afecta negativamente la regeneración muscular y el rendimiento físico.
Solución. Es esencial respetar los tiempos de descanso entre sesiones de entrenamiento y asegurar un sueño de calidad de 7 a 9 horas por noche. Durante el sueño profundo, el cuerpo libera hormonas esenciales para la reparación y crecimiento muscular, haciendo de este un componente vital del programa de entrenamiento.
5. **Pasar de nada a todo.**
Problema. Iniciar un programa de ejercicio con volúmenes o intensidades muy altos sin una preparación previa puede llevar a lesiones. Este enfoque «todo o nada» pone una tensión excesiva en músculos, tendones y articulaciones no acostumbrados al esfuerzo.
Solución. Comenzar con un programa de entrenamiento gradual que permita al cuerpo adaptarse pro-

gresivamente a nuevas cargas y demandas es crucial. Incrementar el volumen y la intensidad del ejercicio de manera lenta y controlada reduce el riesgo de lesiones y facilita una adaptación muscular y cardiovascular adecuada.

¿Cómo nos puede ayudar la tecnología en la prescripción e implementación del ejercicio físico?

Para terminar, quiero dar unas pinceladas sobre cómo la tecnología puede ser nuestra aliada y qué futuro nos espera.

La tecnología está redefiniendo la forma en que comprendemos y aplicamos el ejercicio físico en la vida diaria. Herramientas como relojes y teléfonos inteligentes, podómetros y monitores de frecuencia cardiaca están jugando un papel crucial en la personalización y optimización de los regímenes de ejercicio para individuos de todos los niveles.

1. **Personalización mejorada.** Los dispositivos tecnológicos recopilan una gran cantidad de datos en tiempo real sobre el rendimiento físico y los parámetros fisiológicos del usuario. Esta información puede ser utilizada para personalizar programas de ejercicio que se adapten específicamente a las necesidades, capacidades y objetivos de salud de cada individuo. Por ejemplo, un reloj inteligente que monitoriza la frecuencia cardiaca y el ritmo puede ayudar a ajustar la intensidad del ejercicio para optimizar la quema de grasa o mejorar la resistencia cardiovascular.
2. ***Feedback* instantáneo y motivación.** La tecnología proporciona un *feedback* inmediato sobre el rendimiento, lo que puede ser un motivador poderoso. Ver

estadísticas como la cantidad de pasos dados, las calorías quemadas o el ritmo cardiaco durante una sesión de ejercicio puede incentivar a los usuarios a alcanzar sus metas diarias y mantener sus rutinas de entrenamiento. Además, muchas aplicaciones y dispositivos ofrecen recompensas virtuales, desafíos con amigos o recordatorios que incrementan la motivación y el compromiso.

3. **Acceso.** Tras una adecuada prescripción y supervisión, las clases online pueden ser una herramienta segura y efectiva, integrando la flexibilidad y accesibilidad de los recursos digitales con el rigor y la personalización que ofrecen los distintos profesionales implicados.

8

¿Qué otros factores mejoran mi composición corporal y mi salud?

En una época antigua, donde las leyendas se tejían entre batallas y hazañas, vivía un guerrero llamado Arion, cuya destreza en combate era reverenciada en todo el reino. Arion núnca había conocido la derrota; su nombre bastaba para infundir temor entre sus adversarios y admiración en su pueblo. Sin embargo, con el tiempo, su invencibilidad comenzó a flaquear.

La primera señal llegó durante una batalla crucial, cuando Arion, que siempre había liderado la carga, encontró sus movimientos lentos, sus golpes menos certeros. A pesar de que su espada era tan letal como siempre, sus brazos parecían no responder con la misma rapidez. Los susurros de preocupación se esparcieron entre sus hombres; algo no iba bien en su líder.

Después de sufrir su primera derrota, Arion, abrumado por la frustración y la confusión, buscó al sabio Eldrin, un ermitaño conocido por su profundo conocimiento de las artes místicas y medicinales. Eldrin, tras escuchar al agitado guerrero, le preguntó simplemente: «Noble Arion, cuéntame, ¿cómo descansas?».

Arion, desconcertado por la simplicidad de la pregunta, respondió: «El descanso es un lujo que no puedo permitirme. La guerra no espera, ni tampoco mis enemigos».

Eldrin, con una mirada penetrante, le dijo: «Has armado tu espíritu con valor y tu cuerpo con hierro, pero has descuidado el único escudo que protege a ambos: el descanso. Sin él, no eres más fuerte que un árbol cuyas raíces están podridas, esperando la primera tormenta para caer».

El sabio continuó explicando que el cuerpo y la mente de un guerrero son su más grande fortaleza y que, como el acero que debe enfriarse tras ser forjado para ganar su dureza, el guerrero también necesita del reposo nocturno para restaurar su energía y agudizar su mente.

Convencido, Arion adoptó un régimen donde el descanso era tan crucial como su entrenamiento. A medida que su cuerpo y mente se reequilibraron, su fuerza y agudeza regresaron. En las siguientes batallas Arion no solo recuperó su renombre como guerrero invicto, sino que también compartió la sabiduría del descanso con sus hombres, quienes se convirtieron en una fuerza formidable.

Desde entonces, la leyenda de Arion no solo habla de un guerrero sin igual, sino también del hombre que aprendió que, sin descanso nocturno, ninguna batalla puede verdaderamente ganarse. Y así, en cada hogar y en cada campamento, la historia de Arion se cuenta como un recordatorio eterno de que la verdadera fortaleza proviene no solo de la práctica de la espada, sino del sabio arte del descanso.

Debo admitir que mucho de lo que he aprendido sobre el sueño y el descanso reparador, la gestión del estrés y la microbiota no proviene de mis años en la universidad, sino de mi formación posterior a través de cursos, congresos y libros. Cuando empiezas a ejercer la medicina, es cuando te das cuenta de que, para lograr restaurar la salud de los pacientes y valorarlos de una manera global, es esencial profundizar en estos aspectos esenciales, que son la base de nuestro bienestar.

Mi práctica de la medicina ha cambiado radicalmente simplemente preguntando a los pacientes, al igual que se le preguntó al legendario Arion: «¿Cómo descansas?».

He visto muchos casos de pacientes que venían a consulta con síntomas como fatiga extrema, aumento de peso, disminución del deseo sexual y niebla mental, pensando que tenían hipotiroidismo (a pesar de una analítica con función tiroidea normal). A varios de ellos les habían realizado innumerables análisis y pruebas de imagen sin encontrar una solución, simplemente porque nadie les había preguntado antes sobre la calidad de su sueño. Sin descanso adecuado, no puede haber salud.

En este capítulo intentaré condensar temas que fácilmente podrían llenar varios libros, por lo que simplemente daré unas pinceladas, pero no podía escribir un libro sobre obesidad sin nombrar estos pilares.

El sueño

Nuestras abuelas tenían razón cuando decían aquello de «Deja dormir al niño, que le alimenta mucho más el sueño que la comida».

El ser humano puede sobrevivir mucho más tiempo sin comer que sin dormir. Mientras que podemos estar semanas sin alimentos, el récord de tiempo sin dormir es de solo once días.

Dormir menos de seis horas cada noche durante una semana puede alterar la expresión de aproximadamente 700 genes que participan en funciones esenciales como la regulación del metabolismo, el sistema inmunológico, los procesos inflamatorios y la regulación de la glucosa.

Beneficios del sueño

1. **Rendimiento cognitivo.** Durante el sueño, especialmente en la fase REM, el cerebro procesa y consolida la información aprendida durante el día. Esto es crucial para el aprendizaje, la memoria y la capacidad de tomar decisiones.
2. **Salud física.** El sueño profundo es el momento en que el cuerpo se repara y se rejuvenece. Los tejidos se regeneran, se sintetizan proteínas y se libera la hormona de crecimiento, esencial en la recuperación muscular.

   Por otro lado, durante la noche, al no requerirse tanta energía para el sistema nervioso central y la actividad física, esta puede destinarse a fortalecer nuestro sistema inmunológico, que es crucial para defendernos contra infecciones y eliminar células tumorales. De hecho, cuando estamos enfermos, tendemos a sentirnos más cansados y a dormir más, precisamente para dedicar más energía a reforzar nuestro sistema inmune.
3. **Regulación emocional.** El sueño ayuda a regular las emociones. La falta de sueño puede llevar a irritabilidad, ansiedad y otros problemas emocionales. Durante el sueño REM, el cerebro procesa experiencias emocionales, lo que contribuye a la estabilidad emocional.
4. **Limpieza y desintoxicación del cerebro mediante la circulación glinfática.** Este sistema, que es similar al sistema

linfático del resto del cuerpo, ayuda a eliminar los desechos y proteínas dañinas que se acumulan en el cerebro durante el día, incluyendo la beta-amiloide, una proteína asociada con enfermedades neurodegenerativas como el alzhéimer.

Este proceso es vital para mantener la salud neuronal y prevenir la acumulación de sustancias que pueden perjudicar el funcionamiento cerebral a largo plazo.

Efectos de la privación de sueño

La privación del sueño no solo está relacionada con un incremento en enfermedades cardiovasculares, trastornos neurodegenerativos, depresión y un mayor riesgo de suicidio, sino también con más accidentes (comparables a los niveles de riesgo de conducir bajo los efectos del alcohol).

En cuanto al metabolismo, el déficit de sueño disminuye la hormona de la saciedad, que es la leptina, aumenta la hormona del apetito, que es la grelina, disminuye la capacidad de autocontrol (haciéndonos más propensos al picoteo o los antojos), aumenta la fatiga, disminuyendo así la capacidad para hacer ejercicio, al menos ejercicio intenso, y disminuye las hormonas anabólicas como la testosterona y la hormona de crecimiento, aumentando las del estrés o catabólicas, como el cortisol (lo que dificulta la reparación y el crecimiento de los músculos ejercitados durante el día).

Las personas que duermen más de siete horas logran mejores resultados en la recomposición corporal; es decir, logran menos grasa y más músculo que las personas que duermen menos de seis horas.

Fases del sueño

El sueño se divide en dos grandes categorías: sueño REM (Rapid Eye Movement, o movimiento rápido de ojos, en el que nuestro cerebro tiene una gran actividad, similar a la de la vigilia) y sueño no-REM, que a su vez se subdivide en tres etapas. Cada una de estas fases desempeña roles específicos y complementarios en el mantenimiento de la salud.

Sueño no-REM

- **Etapa 1.** Es la transición entre la vigilia y el sueño. Dura pocos minutos y es fácil despertar en esta fase.
- **Etapa 2.** Representa aproximadamente la mitad del tiempo total de sueño. En esta etapa, el cuerpo comienza a disminuir su actividad y la temperatura corporal baja.
- **Etapa 3.** También conocida como sueño profundo o de ondas lentas. Es la etapa más reparadora, crucial para la regeneración celular, la recuperación muscular y el fortalecimiento del sistema inmunológico.

La actividad del sistema glinfático es más intensa durante esta fase, ya que el espacio entre las células cerebrales se expande permitiendo un flujo más eficiente del líquido cefalorraquídeo, que arrastra los desechos fuera del cerebro.

Sueño REM

Esta fase se caracteriza por movimientos oculares rápidos y es donde ocurren la mayoría de los sueños vívidos. El sueño REM es esencial para la consolidación de la memoria y el procesamiento emocional.

¿Qué factores hacen que tengamos sueño por la noche?

1. Regulación circadiana. El reloj circadiano, ubicado en el núcleo supraquiasmático (NSQ) del hipotálamo, es fundamental para regular los patrones de sueño y vigilia en un ciclo de aproximadamente veinticuatro horas. Este reloj biológico responde principalmente a señales de luz, lo que ayuda a sincronizar el sueño con los ciclos naturales de día y noche.

La **melatonina**, conocida como la «hormona del sueño», es secretada por la glándula pineal en respuesta a la señal enviada desde el NSQ cuando hay oscuridad. Actúa como una señal de «tiempo de dormir» para el cuerpo, ayudando a inducir y mantener el sueño.

Según el funcionamiento de nuestro ritmo circadiano, los seres humanos tenemos tres posibles cronotipos:

- Alondra o matutino. Se refiere a las personas que tienen una predisposición natural a despertarse temprano por la mañana y a ser más activas y alertas durante las primeras horas del día. Son las que tienen el reloj interno adelantado.
- Búho o vespertino. Son las personas que están más cansadas por la mañana y cuya hora más productiva es la tarde-noche. Equivaldría a tener el reloj atrasado.
- Mixto. Pueden ser activas por la mañana, pero no les supone un problema acostarse más tarde algún día. En estas personas, las tendencias hacia uno u otro extremo no están tan marcadas. Serían las que van con el reloj en hora.

2. Homeostasis del sueño. La necesidad de dormir se acumula durante el tiempo que estamos despiertos, lo que se conoce como «presión homeostática del sueño». El sistema homeostático del sueño regula la intensidad y la duración del tiempo que dormimos para compensar la cantidad de tiempo despierto, asegurando que se satisfagan las necesidades de sueño del cuerpo.

Esto se consigue a través de la acumulación de un metabolito denominado «adenosina», que proviene de la utilización de la ATP (nuestra molécula proveedora de energía por excelencia). Cuando dormimos, esta adenosina se elimina y por la mañana volvemos a sentirnos descansados.

La cafeína logra quitarnos el sueño, porque estructuralmente es similar a la adenosina y bloquea sus receptores. Con el tiempo (que depende de la persona), cuando se elimina o metaboliza la cafeína, sus receptores pueden volver a unirse a la adenosina y que reaparezca así el sueño.

3. Actividad neuronal. Diferentes redes neuronales en el cerebro contribuyen a los estados de sueño y vigilia.

- Neuronas de la formación reticular. Actúan para aumentar el estado de alerta en el cerebro.
- Sistema ventrolateral preóptico. Promueve el sueño al inhibir áreas del cerebro que mantienen la vigilia.
- Neuronas orexinérgicas (hipocretina). Localizadas en el hipotálamo lateral, estas neuronas son cruciales para mantener la estabilidad del estado de vigilia. Su disfunción está implicada en trastornos como la narcolepsia.

4. Influencias hormonales. Además de la melatonina y la adenosina, otras hormonas también juegan un papel crucial en el sueño:

- Cortisol. Conocida como «la hormona del estrés», tiene un ritmo circadiano que afecta a los patrones de sueño. Los niveles de cortisol disminuyen durante la noche y alcanzan un punto bajo en la madrugada, aumentando de nuevo por la mañana.
- Hormona del crecimiento. Como he mencionado ya, se libera predominantemente durante el sueño profundo, contribuyendo a los procesos de reparación y crecimiento.

Necesidad estándar de sueño

En general, se recomienda que los adultos duerman entre siete y nueve horas cada noche. Este rango no solo nos ayuda a estar alertas y funcionar bien durante el día, sino que también permite que nuestro cuerpo realice importantes tareas de reparación y recuperación mientras dormimos.

Variaciones genéticas y sueño reducido

Curiosamente, hay personas que, debido a mutaciones genéticas específicas, pueden arreglárselas perfectamente con menos de seis horas de sueño por noche sin que esto afecte negativamente a su salud.

→ **Mutación hDEC2.** Una de las mutaciones más estudiadas es en el gen hDEC2. Las personas con esta rara mutación necesitan menos sueño porque su cuerpo regula de manera diferente los ciclos de sueño y vigilia. Estas personas no solo duermen menos, sino que también suelen despertarse más alertas y se recuperan más rápido del desfase horario.

→ **Mutación en el gen ADRB1.** Otra mutación interesante afecta al gen ADRB1. Las personas con esta mutación tienen un sueño más eficiente y se mantienen más despiertas y activas durante el día.

De todas formas, es importante destacar que estas mutaciones son extremadamente raras y afectan a menos del 1 por ciento de la población. Desgraciadamente, la mayoría de los mortales estamos en ese 99 por ciento que requiere de siete a nueve horas de sueño, para que todo funcione correctamente.

Recomendaciones para un sueño reparador: higiene del sueño

1. Mantener un horario regular de sueño. Es importante establecer y respetar un horario fijo para ir a dormir y para despertarse, incluso los fines de semana. Esto ayuda a regular el reloj biológico y mejora la calidad del sueño. Es recomendable evitar que haya más de una hora de diferencia entre los días de semana y los fines de semana para prevenir el «jet lag social».

2. Crear un ambiente propicio para dormir. La habitación debe ser oscura, silenciosa y fresca. La temperatura ideal para dormir está entre 18 y 21 °C. Un entorno adecuado facilita conciliar el sueño más rápidamente.

3. Establecer un ritual de sueño. Desarrollar una rutina relajante antes de dormir para avisarle al cerebro de que es hora de descansar. Esto puede incluir apagar los dispositivos electrónicos, atenuar las luces, leer un libro, tomar una ducha tibia o una infusión, practicar meditación o escribir un diario.

4. Limitar la exposición a la luz artificial por la noche. La luz artificial inhibe la producción de melatonina, la hormona que regula el sueño. Es recomendable usar luces más cálidas y evitar pantallas luminosas al menos una hora antes de acostarse.

5. Exponerse a la luz natural por la mañana. Pasar al menos 15 o 20 minutos al aire libre o cerca de una ventana por la mañana. Esto ayuda a regular el reloj biológico y mejora la energía durante el día.

6. Evitar comidas pesadas antes de dormir. No cenar demasiado tarde ni consumir comidas muy pesadas. Es mejor esperar al menos dos horas entre la cena y la hora de acostarse para evitar problemas digestivos y mantener la temperatura corporal baja.

7. Controlar el consumo de cafeína y alcohol. No consumir cafeína al menos seis horas antes de dormir, ya que su efecto puede durar mucho tiempo y afectar al descanso. Evitar el alcohol antes de acostarse; aunque puede ayudar a dormir al principio, interrumpe el sueño reparador y provoca un despertar precoz.

8. Considerar una siesta corta. Si no se duerme lo suficiente por la noche, una siesta de 20-30 minutos después del almuerzo puede ayudar a recargar energías sin afectar al sueño nocturno. La «siesta cafetera» (tomar un café antes de una siesta) puede ser efectiva, ya que el café hará efecto justo cuando uno se despierte.

9. Incluir carbohidratos en la cena. Comer algo de carbohidratos en la cena (una cantidad moderada, en una cena temprana y ligera) puede ayudar a que el triptófano entre en el cerebro, aumentando la producción de serotonina y melatonina, lo que facilita el sueño.

10. Evitar el ejercicio intenso antes de dormir. Hacer

ejercicio es beneficioso para el sueño, pero no debe realizarse intensamente al menos dos horas antes de acostarse, ya que eleva la temperatura corporal y los niveles de cortisol, dificultando el sueño.

11. No mirar el reloj. Si no te puedes dormir, es mejor evitar mirar el reloj, ya que esto aumenta la ansiedad. Si no te duermes en veinte minutos, es recomendable levantarse y hacer una actividad tranquila hasta que se sienta sueño.

12. Evaluar el colchón y la almohada. Es importante asegurarse de que el colchón y la almohada sean cómodos y estén en buen estado. Un colchón con más de ocho a diez años podría no ofrecer el soporte adecuado.

13. Considerar suplementos con precaución. Algunos suplementos como la melatonina, la valeriana o la pasiflora pueden ayudar, pero siempre se debe consultar a un profesional antes de tomarlos para evitar interacciones con otros tratamientos y para saber cómo y cuándo tomarlos.

14. Terapias cognitivo-conductuales para insomnio severo. Para quienes sufren de insomnio severo, las terapias cognitivo-conductuales pueden ayudar a manejar la rumiación y mejorar la calidad del sueño.

Implementar estos consejos puede marcar una gran diferencia en la calidad del sueño. Si a pesar de estos cambios el paciente sigue teniendo problemas para dormir, habrá que considerar derivarlo a la consulta de un médico especializado en trastornos del sueño.

El tratamiento farmacológico para el sueño generalmente se considera cuando los problemas son severos, persisten a pesar de las intervenciones de higiene del sueño y afectan significativamente a la calidad de vida del individuo. Sin embargo, es importante que este tipo de tratamiento sea supervisado por un médico, ya que los medicamentos para dormir pueden tener efectos secundarios y riesgos importantes asociados, como la dependencia.

La microbiota

> La microbiota es una sinfonía de microorganismos, y la ciencia está comenzando a aprender cómo dirigir esta compleja orquesta hacia la salud.
>
> DOCTORA ANA LÓPEZ

> Descubrir los secretos de la microbiota es como abrir un cofre del tesoro médico, repleto de potenciales curas y nuevas comprensiones sobre nuestro cuerpo.
>
> DOCTOR THOMAS LEE

> La verdadera revolución en la medicina podría no venir de nuevos medicamentos, sino de entender y colaborar con los trillones de microbios que ya viven en nosotros.
>
> DOCTORA JULIA RIVERA

¿Qué es la microbiota?

La microbiota es una comunidad de pequeños aliados que habitan en nuestro cuerpo, incluyendo bacterias, virus, hongos y otros microorganismos. Estos diminutos amigos son cruciales para mantenernos en equilibrio y en buen funcionamiento. No solo hablamos de los microbios en sí, sino también de sus genes y los compuestos que producen en lugares como la piel, el intestino y el tracto vaginal. Cuanto más diversa sea esta comunidad, más fuerte y saludable estará nuestro cuerpo.

Datos fascinantes sobre la microbiota

- → **Cantidad y diversidad.** ¡Imagina tener a 100 billones de pequeños compañeros viviendo en tu interior! Estos microorganismos incluyen unas 10.000 especies diferentes. De hecho, tenemos 1,3 veces más microbios que células humanas en nuestro cuerpo. Es realmente impresionante.
- → **Localización.** La gran mayoría, el 95 por ciento de estos microorganismos, viven en nuestro tracto gastrointestinal, donde trabajan sin descanso para mantenernos saludables.
- → **Genes y masa.** Los genes de estos microbios superan en número a nuestros propios genes por 150 veces. Y en total pesan unos 200 gramos en una persona de 70 kilos (como una manzana mediana aproximadamente).
- → **Modificabilidad.** A diferencia de nuestro genoma, el microbioma es mucho más fácil de cambiar... y resulta que hasta un 90 por ciento de las enfermedades están relacionadas de alguna manera con estos microbios, lo que nos abre un mundo de nuevos posibles tratamientos en diferentes campos.
- → **Única como una huella dactilar.** Cada uno de nosotros tiene una microbiota intestinal única, influenciada por muchos factores, como nuestro nacimiento, la

alimentación, el entorno en el que vivimos, los medicamentos que tomamos, la dieta, el ejercicio, el estrés, las enfermedades y la edad. Es como una huella dactilar, pero en nuestro intestino

Eubiosis y disbiosis

Cuando nuestra microbiota está equilibrada y funcionando bien, se llama «eubiosis». En este estado, los microorganismos cumplen todas sus funciones y nos ayudan a mantenernos saludables.

Por otro lado, **cuando este equilibrio se altera, hablamos de «disbiosis».** Esto puede suceder de dos maneras: ya sea que una especie de microorganismos crezca demasiado (cuantitativa) o que aparezcan microorganismos que no deberían estar ahí (cualitativa). La disbiosis puede llevar a multitud de problemas como diarrea, estreñimiento, problemas de piel, en el metabolismo y alteraciones en el estado de ánimo, entre otros muchos.

Funciones de la microbiota

1. Mantener la integridad del epitelio intestinal. Nuestra microbiota juega un papel crucial en mantener las uniones estrechas y estables en el epitelio intestinal. Esto es fundamental para evitar que patógenos, alimentos no digeridos y toxinas entren en nuestro cuerpo. Además, estimula la producción de moco, que no solo protege la barrera intestinal, sino que también sirve de hogar para estos microorganismos.

2. Extraer energía de los alimentos. La microbiota es experta en fermentar ciertos tipos de fibra, produciendo ácidos grasos de cadena corta que son muy beneficiosos para nuestra salud intestinal.

3. **Protección contra patógenos.** Estos microorganismos compiten por el espacio y producen sustancias antimicrobianas como el peróxido de hidrógeno, el ácido láctico y las bacteriocinas (similares a los antibióticos). Así nos protegen de infecciones dañinas.

4. **Producción de vitaminas.** Nuestra microbiota es capaz de producir vitaminas esenciales, como las del grupo B y la vitamina K, que son vitales para nuestro bienestar general.

5. **Regulación del sistema inmune.** La microbiota también entrena a nuestro sistema inmune ayudándolo a distinguir entre lo que es propio del cuerpo y lo que no lo es, fortaleciendo así nuestras defensas.

Relación entre la microbiota y la obesidad

→ **Descomposición de los alimentos.** Nuestra microbiota es muy eficiente cuando se trata de descomponer los alimentos, especialmente aquellos que no podemos digerir completamente por nosotros mismos. Por ejemplo, ciertas fibras dietéticas llegan intactas al intestino grueso. Ahí es donde las bacterias entran en acción fermentando estas fibras y produciendo ácidos grasos de cadena corta (AGCC) como el acetato, el propionato y el butirato. Estos AGCC, además de ser una fuente adicional de energía para nuestro cuerpo, influyen en nuestro metabolismo y el almacenamiento de grasa. Por un lado, pueden contribuir a la liberación de hormonas que regulan el hambre y la saciedad, como la leptina y la grelina; también han demostrado mejorar la sensibilidad a la insulina y por último a la forma en que nuestro cuerpo almacena la grasa (por ejemplo, el butirato ha sido asociado con una reducción en la acumulación de grasa en el cuerpo).

→ **Extracción de energía.** Algunas bacterias en nuestros intestinos son supereficientes en extraer calorías de los alimentos. Si tienes más de estas bacterias eficientes en tu intestino, podrías estar absorbiendo más calorías de la misma cantidad de comida que otra persona con una microbiota diferente. Esto podría haber sido ventajoso en tiempos de escasez de alimentos, pero, en nuestro entorno actual de abundancia alimentaria, puede contribuir al aumento de peso y otros problemas metabólicos.

→ **Inflamación.** La microbiota también puede influir en la inflamación de nuestro cuerpo. Cuando hay un desequilibrio en nuestra microbiota (disbiosis), puede aumentar la permeabilidad intestinal, lo que se conoce como «intestino permeable». Esto permite que moléculas inflamatorias entren en nuestro torrente sanguíneo. Esta inflamación crónica de bajo grado está relacionada con la obesidad y otras enfermedades metabólicas.

¿Qué podemos hacer?

La buena noticia es que la composición de nuestra microbiota no está escrita en piedra. Aquí hay algunas formas de promover una microbiota saludable y posiblemente ayudar en la gestión del peso:

- **Dieta rica en fibra.** Comer alimentos ricos en fibra, como frutas, verduras, legumbres y granos enteros, alimenta a las bacterias buenas del intestino.

- **Evitar ultraprocesados.** Reducir el consumo de alimentos ultraprocesados y ricos en azúcares y grasas poco saludables, que pueden alterar la microbiota.
- **Incluir alimentos prebióticos y probióticos.** Incluir en la dieta alimentos que contienen prebióticos o fibra no digerible, que sirven como alimento a las bacterias beneficiosas de nuestro intestino (como ajo, cebolla y plátanos), y probióticos, que contienen directamente microorganismos vivos, como bacterias y levaduras (como yogur y kéfir), ayuda a mantener una microbiota equilibrada.
- **Ejercicio regular.** La actividad física también tiene un impacto positivo en la composición de la microbiota.

Conclusión

La relación entre la microbiota y la obesidad es un campo fascinante y en crecimiento. Aunque no todas las respuestas están claras, está comprobado que mantener una microbiota intestinal saludable puede ser una herramienta poderosa en la lucha contra la obesidad. Así que la próxima vez que te sientes a comer recuerda que no solo estás alimentando tu cuerpo, ¡sino también a los billones de pequeños habitantes que viven dentro de ti!

9

¿Qué fármacos pueden ayudarme a lograr mi objetivo?

Si bien lo natural tiene su lugar, no podemos ignorar los inmensos beneficios que los avances farmacéuticos han traído a la humanidad. Descartar los medicamentos es despreciar el arduo trabajo de generaciones de científicos que han dedicado sus vidas a la mejora de la salud global.

Doctor Francis Collins,
director de los Institutos Nacionales
de Salud de Estados Unidos

La medicina basada en la evidencia nos ha proporcionado herramientas poderosas, y los fármacos son una parte crucial de este arsenal. Son el resultado de un riguroso proceso científico que no debe ser subestimado.

Doctor Atul Gawande

Superando el estigma

Siento que, en el mundo de los tratamientos, cada vez que asistimos al lanzamiento de un nuevo principio activo o una novedosa solución farmacológica, que nos ayuda a manejar o curar una enfermedad, dependiendo de cuál sea esta, se les da unas connotaciones a la investigación y a los científicos que han llevado a su descubrimiento u otras.

En el caso del cáncer, por ejemplo, se aplaude y venera cada logro científico y se tiene muy en cuenta el sacrificio y el gran saber de los investigadores, muchas veces mal pagados, que han llegado a tal descubrimiento. En cambio, en el caso de enfermedades como la que nos ocupa, cuando se logra un gran avance farmacológico, como el vivido en los últimos años, lo que reina es el escepticismo y el pensamiento paranoide sobre los intereses económicos que pueda haber detrás. Creo que esto se debe en parte a la injusta connotación moralista con la que se ve la obesidad, que hace que muchos consideren una frivolidad la necesidad de tratarla con fármacos.

No pensamos en que la misma compasión y ganas de ayuda muevan a los investigadores que trabajan en un campo como a los que trabajan en otro. No nos podemos engañar y pensar que no haya un beneficio económico detrás de cada descubrimiento, pero es que, si no lo hubiera, tampoco existirían las inversiones millonarias que se necesitan para lograr algo que funcione. Detrás de cada fármaco que sale al mercado, independientemente de la patología que trate, hay una historia de decenas de años de trabajo y de dinero invertido en otras muchas moléculas que no han dado ningún fruto.

Pensar que a los médicos o a los investigadores de diferentes áreas que trabajan en la búsqueda de una ayuda farmacológica para la obesidad no les mueve un sentimiento noble es pensar que la obesidad no genera un sufrimiento a millones de personas con el que muchos empatizamos, y eso no es cierto. Históricamente la obesidad se ha enfrentado con una mezcla de juicio moral y simplicidad en el enfoque terapéutico, y que esto cambie debiera de ser un motivo de celebración, aunque parece que, en algunos sectores, lo único que ha generado es suspicacias y debates sensacionalistas.

La verdad es que, en general, a los médicos, que dedicamos toda nuestra vida a estudiar y a tratar a personas que se enfrentan a un problema que les genera un gran sufrimiento y en ocasiones un gran estigma, lo que nos mueve es ayudar. Hay que tener en cuenta que hasta que salió la cirugía y posteriormente los fármacos, de los que trataremos ahora, la tasa de fracaso y recurrencia en el tratamiento de la obesidad era mayor del 90 por ciento. Esto ha cambiado radicalmente gracias a los avances científicos y a las herramientas con las que contamos en la actualidad.

En este capítulo intentaré mostrar cómo el estigma y la desinformación han distorsionado nuestra percepción de estos tratamientos, y cómo la ciencia moderna está desafiando esos paradigmas obsoletos, abriendo paso a soluciones reales y sostenibles. Me centraré en los tratamientos farmacológicos de los que disponemos hasta la fecha de publicación en nuestro país, principalmente los agonistas del GLP-1 y los recientemente introducidos dobles agonistas GIP/GLP-1, que han marcado un antes y un después en el tratamiento de esta enfermedad, gracias a su demostrada eficacia y seguridad. También nombraré a un viejo conocido como el Orlistat, que, aunque haya quedado relegado a un segundo plano, sigue teniendo utilidad en determinados casos puntuales.

¿Por qué los fármacos han representado un punto de inflexión en el manejo de la obesidad?

Lidiar con la obesidad puede ser un camino lleno de desafíos, debido a los mecanismos hormonales del cuerpo que intentan recuperar el peso perdido. Cuando reducimos las calorías y empieza a bajar rápidamente nuestro compartimento de grasa y de músculo, el cuerpo responde con una disminución de leptina y colecistoquinina, junto con un aumento de ghrelina y neuropéptido Y este cambio hormonal provoca un aumento del hambre, que nos lleva a buscar alimentos ricos en calorías.

Por otro lado, nos pone en modo «ahorro de energía» o hibernación, reduciendo el gasto calórico, mediante la bajada de la hormona tiroidea (t3) y de la testosterona, aumento del cortisol...

En resumen, nuestro cuerpo recibe una señal de agresión o alarma (bajos recursos y pérdida de nuestros compartimentos de reserva energética) y se intenta defender.

Todos los que han seguido pautas de dieta y ejercicio han experimentado un punto en el que, por mucho que se esfuercen o sigan restringiendo, se estancan, y entonces suelen abandonar (tanto esfuerzo para tan poco resultado no merece la pena).

Como ya he comentado, la obesidad es una enfermedad en la que antes de que aparecieran los fármacos, en los pacientes que no remitíamos a cirugía, fracasábamos en más del 90 por ciento de las ocasiones. Es decir que, a los dos años, la mayoría de los pacientes volvían a pesar lo mismo o incluso más, y en muchas ocasiones habían empeorado su composición corporal, es decir, habían aumentado su porcentaje de grasa y disminuido el de músculo.

Como he dicho en otros apartados del libro, pero no me cansaré de repetir, cuando realizamos una dieta, si no está bien prescrita y/o es demasiado restrictiva, o no respeta una cantidad mínima de proteínas, hidratos de carbono y grasas, y no se combina con ejercicio (principalmente de fuerza), no solo perdemos grasa, también perdemos músculo, agua e incluso hueso. Cuando se deja la intervención y se vuelve a los hábitos previos de alimentación, lo que se recupera principalmente es grasa.

Una composición corporal con mayor porcentaje de grasa y menor de músculo baja nuestro gasto energético basal, de tal manera que, dieta tras dieta, cada vez nos encontramos peor y nos cuesta más bajar peso. Esto es a lo que denominamos el «efecto yoyó».

Es verdad que esta tendencia a recuperar el peso perdido es mayor cuanto más tiempo de evolución hayamos pasado con el exceso de peso. Por un lado, porque es con el paso del tiempo cuando el cuerpo se reconoce a sí mismo con un peso y una composición corporal, que defenderá con uñas y dientes, y por otro lado, cuantos más mecanismos de adaptación hayan sufrido nuestros adipocitos (hiperplasia, hipertrofia, inflamación y fibrosis), más difícil será que este tejido responda con una regresión.

Con los fármacos de los que disponemos ahora, como los agonistas del GLP-1 y los dobles agonistas GIP/GLP-1, atacamos, entre otros factores, una de las principales limitaciones en la pérdida de peso: el apetito. Además, hemos visto que estos tratamientos permiten superar el punto de estancamiento del que hablábamos previamente, lo que nos permite alcanzar objetivos mucho más ambiciosos.

La llegada de los dobles agonistas ha demostrado ser especialmente eficaz en la reducción de la grasa visceral, que, como sabemos, es la que más se relaciona con las alteraciones metabólicas y las comorbilidades asociadas a la obesidad. Por otro lado, es importante destacar que, aunque todas las intervenciones para la pérdida de peso resultan en cierta pérdida de masa muscular, estos nuevos fármacos minimizan significativamente la proporción de músculo perdido en comparación con otras intervenciones. Sin embargo, es fundamental entender que, debemos aprovechar la «ventana de oportunidad» que nos ofrecen estos fármacos, para trabajar en el primer escalón o base, que son los hábitos saludables, que hemos ido detallando.

Estos medicamentos pueden disminuir nuestro apetito y reducir las ingestas emocionales, ayudándonos a conectar con un apetito más fisiológico. Es crucial usar este tiempo para desinstaurar hábitos perjudiciales e instaurar otros más saludables que nos permitan alcanzar una composición corporal adecuada. Si no lo hacemos, cuando dejemos de utilizar estos fármacos, es probable que volvamos a la situación previa. Además, si no hemos seguido buenas prácticas (como comer de forma regular y saludable y hacer ejercicio de fuerza), podríamos, al igual que con cualquier otra inadecuada intervención, empeorar nuestra composición corporal.

¿Qué son los agonistas del GLP-1?

A lo largo de la historia del tratamiento de la obesidad, hemos utilizado muchos fármacos que en algún momento fueron retirados del mercado porque los riesgos superaban a los beneficios. En algunos casos, estos riesgos incluían efectos negativos en el estado de ánimo, llegando incluso a aumentar la incidencia de problemas graves de salud mental.

En los últimos años hemos tenido un gran avance con este nuevo grupo de fármacos que disminuyen el apetito sin alterar nuestro comportamiento o estado de ánimo. Es una novedad significativa y esperanzadora.

El primer escalón de estos fármacos han sido los «agonistas del GLP-1» (péptido similar al glucagón tipo 1), que se denominan así porque imitan a esta hormona uniéndose a sus receptores y ejerciendo su misma acción. Básicamente potencian el efecto natural de esta hormona en nuestro cuerpo (aumentando sus niveles y su duración).

El GLP-1 se sintetiza en el intestino cuando comemos. Esta hormona tiene varias funciones, pero las más relevantes en el tratamiento de la obesidad son que **ralentiza el vaciamiento gástrico y el movimiento intestinal, y que actúa en el centro del apetito (hipotálamo) generando una señal de saciedad.** Lo principal es esto último, que reduce el placer asociado a ciertos alimentos y bebidas, especialmente aquellos ricos en grasas, azúcares o alcohol.

Cada persona responde de manera diferente a estos fármacos, dependiendo de varios factores, como su nivel de producción natural de GLP-1 y la cantidad y actividad de sus receptores para esta hormona. La eficacia de estos medicamentos en la pérdida de peso no depende tanto de la dosis como de la sensación de saciedad que generan. No aumentan el metabolismo basal ni movilizan los depósitos de grasa, sino que ayudan a reducir el apetito, facilitando así el cambio de hábitos.

No dejaré de insistir en que hay que utilizarlos como una «ventana de oportunidad» para que los pacientes mejoren sus hábitos alimenticios, de ejercicio y de descanso. Sabemos que los hábitos se consolidan con el tiempo, por lo que, si trabajamos en cambiar las costumbres perjudiciales mientras usamos estos medicamentos, será más fácil mantener los nuevos hábitos saludables una vez que dejemos de usarlos, por el mecanismo de inercia (siempre es mucho más fácil mantener el peso perdido que romper un círculo vicioso y comenzar a bajar).

En mi caso en particular, en el manejo de estos fármacos, siempre busco la dosis mínima eficaz, que se la defino a los pacientes como una dosis en la que mantenemos nuestro apetito más fisiológico a las horas de las comidas, aunque con una sensación de saciedad más precoz y proporcional a una cantidad moderada u adecuada de comida (que marcaremos según las características del paciente), pero en la que no tenemos ganas de picotear entre horas o de comer alimentos que sabemos que nos perjudican, y, sobre todo, sin efectos secundarios como náuseas o vómitos. Es decir, debe mejorar nuestra relación con la comida reconectándonos con nuestro apetito más fisiológico y evitando que la comida esté en el centro de nuestros pensamientos constantemente.

Como se puede deducir, los efectos secundarios principales de estos fármacos son los que se derivarían de llevar al extremo una señal de saciedad o el enlentecimiento gástrico, es decir, náuseas, sensación de asco con los alimentos, vómitos y estreñimiento y/o diarrea. Desde mi experiencia, estos son frecuentes cuando la progresión de la dosis ha sido muy rápida o sin tener en cuenta la sensibilidad de los pacientes, y en general revierten al disminuir la dosis.

También es importante buscar la dosis mínima eficaz para evitar generar tolerancia y que el fármaco deje de hacer efecto. Para explicar esto a mis pacientes, suelo compararlo con la cafeína. Si a un paciente que viene a mi consulta, sin haber tomado previamente un café, y le digo que a partir de ahora se tiene que tomar cinco al día, probablemente al menos el primer mes lo pasaría fatal, con sudoración, náuseas, diarrea, palpitaciones, insomnio... Pero si su hígado metaboliza correctamente la cafeína (hay cierta susceptibilidad genética), con el paso del tiempo generaría tolerancia, y un día que necesitase estar más despejado tras una mala noche ya no le valdría con cinco cafés, sino que tendría que tomar siete u ocho. Esto es un mecanismo de defensa de nuestro organismo.

Si tenemos un exceso de cualquier sustancia circulando por nuestro cuerpo, nos defendemos escondiendo los receptores a la misma y esto hace que cada vez necesitemos más para obtener los mismos resultados; a esto se le llama «tolerancia». Cuando ocurre y el paciente está con dosis máximas del fármaco, tras unas «vacaciones terapéuticas» o descanso durante unas semanas del fármaco, suele recuperar su sensibilidad al mismo.

Desde mi experiencia, cuando utilizamos así esta herramienta farmacológica tenemos más posibilidades de obtener resultados a corto, medio y largo plazo, a pesar de suspender el fármaco, al llegar a los objetivos que nos habíamos planteado con el paciente. Sé que los puristas de los ensayos clínicos, de los prospectos y de las fichas técnicas de los fármacos podrían atacarme diciendo que estas afirmaciones no se basan en lo que indican sus estudios. En el fondo, para eso estamos los médicos, para hacer una lectura crítica de los mismos que, asociada a nuestra experiencia, nos permita personalizar e individualizar los tratamientos para obtener los mayores beneficios con el menor número posible de efectos secundarios.

Si uno lee el prospecto de estos fármacos, verá que indica una progresión de dosis estandarizada, ya que en los ensayos clínicos, en general, no se puede individualizar, sino que se tiende a estandarizar dosis y velocidad de progresión para sacar conclusiones más claras sobre eficacia y seguridad. Si no tuviéramos esto en cuenta, estos mismos estudios indicarían que el efecto es dosis-dependiente, en vez de sensación-dependiente, como yo defiendo, dado que, si solo nos fijamos en la pérdida de peso, podemos interpretar como un éxito la pérdida más acusada con una dosis más alta, debida a náuseas, vómitos, ayunos prolongados..., y está claro que así obtendríamos una pérdida de peso más marcada y rápida, pero no es ni deseable, ni saludable, ni sostenible.

En la misma línea están los estudios que interpretan que se necesita utilizar estos fármacos de por vida para mantener la pérdida de peso, basándose en que muchos de los pacientes recuperan el peso perdido al suspender el tratamiento. No he visto que, en ninguno de ellos, una variable que considerar (desde mi punto de vista, la más importante) sea cuánto y cómo se ha trabajado en el cambio de hábitos durante la ventana de oportunidad que ha supuesto el tratamiento, ni si los que recuperan peso son los que no han mejorado su composición corporal, sino que han perdido tanto grasa como músculo por centrarse únicamente en una restricción importante de calorías, sin tener en cuenta la masa muscular.

Con estos fármacos no está descrito efecto rebote, es decir, que, cuando los dejamos de utilizar, vuelve a aparecer la misma señal de apetito y de placer con los alimentos que teníamos antes. El éxito a medio y largo plazo lo logramos cuando el paciente continúa con la inercia saludable adquirida y cuando ha mejorado su composición corporal de tal manera que, lejos de ver mermado su gasto energético basal (como ocurre tras restricciones calóricas severas, desproporcionadas y prolongadas), este ha mejorado.

Dicho todo esto, quiero recalcar que **jamás debería usarse sin supervisión médica y que no está indicado en todos los casos de exceso de peso.** Primero, debemos hacer un correcto estudio del paciente basado en una buena historia clínica, que recoja sus enfermedades asociadasy su medicación, una buena exploración física (incluyendo porcentajes de grasa y de músculo) y una analítica completa.

No serían candidatos los pacientes que, con exceso de peso, tengan ingestas muy bajas y poco apetito. Esto se suele dar sobre todo en las personas de mayor edad y muchas veces asociado a sarcopenia o empobrecimiento de su masa muscular. En estos casos la obesidad suele estar relacionada más con la inmovilidad que con el apetito o exceso de ingesta, es decir, más con el bajo gasto que con el alto aporte. En tales casos, el uso de estos fármacos podría agravar la situación en lugar de mejorarla.

Tampoco estaría indicado en un paciente con una patología gastrointestinal severa, como estreñimiento pertinaz o enfermedad inflamatoria intestinal no controlada, porque el enlentecimiento del vaciamiento gástrico que producen estos fármacos podría empeorar aún más el cuadro.

Finalmente habría que tener precaución en pacientes con colelitiasis de repetición o antecedentes de colecistitis, ya que una bajada pronunciada de peso en poco tiempo podría espesar aún más esta bilis y facilitar la formación de más cálculos.

¿Qué bulos circulan sobre los agonistas del GLP-1? y, en cambio, ¿qué efectos positivos han demostrado y de los que pocos hablan?

Parece que, por naturaleza, nos atraen más los titulares alarmistas y las malas noticias que las buenas. Me sigue sorprendiendo que, cuando propongo una solución farmacológica, muchos pacientes desconfíen y que la sociedad no haya celebrado como un hallazgo esperanzador el hecho de que finalmente tenemos herramientas útiles y seguras para el tratamiento de la obesidad. Estos fármacos cuentan con una cantidad excepcional de estudios, tanto antes de su comercialización (primero para diabetes y luego para obesidad) como vigilancia poscomercialización, dado el alto número de pacientes que los usan en muchos países. Sin embargo, pocos han generado tanta polémica.

De hecho, en 2023, la revista *Science* eligió a los agonistas del GLP-1 como «The breakthrough of the year» (el avance científico del año). Este reconocimiento se debe al impacto significativo que estos medicamentos han tenido en el tratamiento de la obesidad y la diabetes tipo 2, abordando estos problemas de salud de manera efectiva y segura. En esta misma línea, este mismo año (2024), se ha concedido el Premio Princesa de Asturias de Investigación Científica y Técnica a los científicos responsables del desarrollo de semaglutida. Estos premios ayudan a disminuir el estigma y el sensacionalismo con el que en ocasiones se ha tratado a este grupo de fármacos.

Desmintiendo bulos

1. Riesgo de cáncer de tiroides. Uno de los bulos más alarmantes es el supuesto riesgo de cáncer de tiroides asociado a los agonistas del GLP-1. Este rumor proviene de estudios en animales donde se observaron casos de cáncer medular de tiroides. Sin embargo, los estudios en humanos no han encontrado evidencia concluyente de que estos fármacos aumenten ese riesgo.

El cáncer medular de tiroides constituye una pequeña fracción de los cánceres de tiroides (un 3 por ciento de todos los cánceres) y está estrechamente vinculado al síndrome de Neoplasia Endocrina Múltiple (MEN, por su sigla en inglés) tipo 2, que es hereditario y tiene una prevalencia muy baja: para el MEN-2A es de 1 persona entre 30.000 a 35.000; para el MEN-2B es más raro, con una prevalencia estimada de 1 entre 500.000 a 1.000.000 de personas). Por precaución, no se recomienda el uso de estos fármacos en familias afectadas por este síndrome (extremadamente infrecuente).

A partir de esta evidencia, afirmar que todos los pacientes con patología tiroidea no deben usar estos fármacos me parece absurdo.

2. Riesgo de cáncer de páncreas. Otro mito persistente es que los agonistas del GLP-1 aumentan el riesgo de cáncer de páncreas. Esta preocupación surgió de estudios iniciales que no fueron diseñados para evaluar el riesgo de cáncer, y cuyos resultados no han sido replicados en investigaciones más recientes. Estudios a largo plazo y ensayos clínicos no han encontrado una correlación directa entre el uso de agonistas del GLP-1 y el cáncer de páncreas.

3. Pancreatitis. Es una inflamación del páncreas que puede ser grave. Aunque hubo informes iniciales que sugirieron un vínculo entre los agonistas del GLP-1 y la pancreatitis, los estudios más recientes y amplios han demostrado que el riesgo es muy bajo y comparable al de la población general y al de aquellos que en las pruebas tomaron el placebo.

Nunca he observado que, cuando los pacientes van a comprar una estatina (medicamento comúnmente prescrito para el tratamiento del colesterol) o un diurético (que prescribimos frecuentemente para la hipertensión), se advierta a los pacientes específicamente sobre el riesgo de pancreatitis asociado a estos fármacos. Sin embargo, con los agonistas del GLP-1 sí sucede. Es importante destacar que, en el caso de las estatinas y los diuréticos, la asociación con la pancreatitis está bien documentada, mientras que en los agonistas del GLP-1 este riesgo no ha sido probado de manera concluyente. Resulta, cuanto menos, sorprendente.

4. Uso exclusivo para diabéticos. Algunos críticos argumentan que los agonistas del GLP-1 solo deberían usarse en pacientes con diabetes y no en aquellos con obesidad sin diabetes. Sin embargo, estos fármacos han demostrado ser efectivos en la pérdida de peso, independientemente de la presencia de diabetes. Actúan optimizando la secreción de insulina y mejorando la capacidad del cuerpo para metabolizar los carbohidratos, sin causar hipoglucemias en personas con niveles normales de azúcar en sangre. Por esta razón se pueden usar con seguridad en pacientes con obesidad sin diabetes.

Un solo fármaco puede tener múltiples aplicaciones terapéuticas, proporcionando beneficios a pacientes con diferentes condiciones médicas. Por ejemplo, la finasterida puede utilizarse para la alopecia androgénica y la hiperplasia benigna de próstata, o el minoxidil, como antihipertensivo y para la alopecia.

5. Administración en clínicas. Existe la creencia de que los agonistas del GLP-1 deben administrarse exclusivamente en clínicas, pero esto no es cierto. Estos medicamentos se los administran los propios pacientes en casa; es más, yo desconfiaría de una clínica que me ofrece ponérmelo y cobrarme semanalmente por ello. Es crucial obtener estos fármacos solo en farmacias con una prescripción válida, para evitar, entre otras cosas, falsificaciones.

6. Riesgo de suicidio. Algunos informes sensacionalistas han sugerido un vínculo entre los agonistas del GLP-1 y un aumento en el riesgo de suicidio. Se investigó esta posibilidad a raíz de dos casos reportados de suicidio, que finalmente no se relacionaron con el fármaco. Por lo tanto, no hay evidencia científica que respalde esta afirmación.

Es más, un estudio poscomercialización sugiere que las personas en tratamiento con semaglutida (comercializado como Ozempic y Wegovy) tienen un menor riesgo de pensamientos suicidas en comparación con otros medicamentos para la obesidad y la diabetes. En el estudio, solo el 0,11 por ciento de los usuarios de semaglutida reportaron pensamientos suicidas en los primeros seis meses, en contraste con el 0,43 por ciento de los usuarios de otros fármacos.

7. **«Cara Ozempic».** He de reconocer que este es uno de los titulares que mejor ilustran nuestra necesidad de leer noticias negativas y sensacionalistas. Es obvio que cuando adelgazamos (por cualquier medio) perdemos grasa en la cara, pero por supuesto no es exclusivo ni dependiente del uso de estos fármacos.

Beneficios probados de los agonistas del GLP-1, de los que en cambio no se habla lo suficiente

→ **Beneficios cardiovasculares.** Los agonistas del GLP-1 han demostrado tener efectos positivos en la salud cardiovascular. Estos medicamentos no solo ayudan a reducir el peso corporal, sino que también mejoran parámetros como la presión arterial y los niveles de colesterol. En estudios clínicos se ha observado una reducción en los eventos cardiovasculares adversos, como infartos y accidentes cerebrovasculares.

→ **Beneficios renales.** Además de sus efectos sobre el peso y el metabolismo del azúcar, los agonistas del GLP-1 tienen beneficios renales. Ayudan a proteger los riñones reduciendo la progresión de la enfermedad renal crónica, especialmente en pacientes con diabetes tipo 2. Esto es particularmente importante, ya que la enfermedad renal es una complicación común y seria tanto de la obesidad como la de la diabetes.

→ **Beneficios hepáticos.** Los agonistas del GLP-1 también pueden tener efectos beneficiosos sobre el hígado. En pacientes con enfermedad del hígado graso no alcohólico (EHGNA), estos medicamentos han demostrado reducir la acumulación de grasa en el hígado, mejorando así la salud hepática. Este efecto es crucial, dado que la EHGNA es una enfermedad muy frecuente en personas con obesidad.

→ **Utilidad en reducir adicciones.** En los estudios poscomercialización (y es algo que hemos podido objetivar los médicos que los prescribimos), han demostrado reducir el consumo de bebidas alcohólicas, así como de otras adicciones (cocaína, anfetaminas, tabaco o juego).

En un estudio reciente observaron que lo más habitual era que quienes consumían 2-3 bebidas a la semana, después del tratamiento con semaglutida redujeran su consumo a uno esporádico de 1-2 veces al mes. Es posible que el GLP-1 interfiera en la señalización de los circuitos de recompensa a nivel central, como el núcleo accumbens, reduciendo las concentraciones de dopamina.

Conclusión

Es vital que la información correcta sobre los agonistas del GLP-1 prevalezca sobre los rumores y bulos. Estos medicamentos han mostrado ser una herramienta valiosa, por un lado en el tratamiento de la obesidad, por otro en el de la diabetes tipo 2, y por supuesto en personas que aúnan ambas condiciones; con beneficios que van más allá de la simple pérdida de peso. Los pacientes deben sentirse seguros de su eficacia y seguridad, sabiendo que están respaldados por una sólida base de evidencia científica.

¿De qué agonistas del GLP-1 disponemos en el mercado actualmente y qué los diferencia?

Los agonistas del GLP-1 comenzaron a estudiarse en la década de 1990, principalmente centrándose en los beneficios que suponían en el metabolismo de la glucosa, en el campo de la diabetes. Finalmente, quince años después, se aprobó el primer análogo con la indicación de diabetes mellitus tipo 2, cuyo principio activo era la exenatida.

Desde el inicio se objetivaron los beneficios que se obtenían en la composición corporal de las personas con obesidad, sin que se produjeran bajadas de glucemia (solo optimiza la secreción de insulina en hiperglucemia, pero si los niveles son normales, no produce alteraciones), y finalmente dos de las moléculas de este grupo obtuvieron buenos resultados en pacientes con exceso de peso sin diabetes (**liraglutida y semaglutida**).

En 2016 se aprobó la liraglutida (Saxenda®) en el tratamiento de pacientes con obesidad, sin diabetes, en España. La semaglutida en cambio, ha tardado más en salir al mercado español con la indicación de tratamiento contra la obesidad. Durante mucho tiempo estuvo comercializada con las presentaciones de Ozempic® y Rybelsus®, en cuya ficha técnica solo figuraba diabetes tipo 2 más obesidad. Como Saxenda® sufría muchos desabastecimientos y semaglutida contaba con estudios de eficacia y seguridad en obesidad (y la aprobación para esta indicación desde 2021), se empezaron a utilizar estas presentaciones «fuera de ficha técnica», para obesidad.

Esto conllevó el desabastecimiento de Ozempic®, destinado en nuestro país para diabéticos tipo 2, y de ahí toda la polémica y debates, llevados hasta los platós de televisión.

Al fin, hace unos meses salió Wegovy®, que es exactamente el mismo principio activo que Ozempic® (semaglutida), y con la misma forma de administración (subcutánea), pero con una presentación en forma de bolígrafo que llega a dosis más altas, de 2,4 miligramos frente a 1 miligramo. Ahora en su ficha técnica ya indica «sobrepeso grado 2 con comorbilidades u obesidad, que no ha respondido a cambios en el estilo de vida».

Esto ya no puede generar controversia, así que espero que haya fármaco para todos y que no volvamos a sufrir problemas de desabastecimiento, ni para unos ni para otros.

Las principales diferencias entre Saxenda® y Wegovy® son:

Aspecto	Wegovy® (semaglutida)	Saxenda® (liraglutida)
Frecuencia de administración	Una vez por semana	Uma vez al día
Eficacia en pérdida de peso	Promedio de pérdida de peso del 15-18 % del peso corporal inicial	Promedio de pérdida de peso del 8-10 % del peso corporal inicial
Dosis	Inicial: 0,25 mg/semana Máximo: 2,4 mg/semana	Inicial: 0,6 mg/día Máximo: 3,0 mg/día
Coste (dependerá de la dosis utilizada)	A dosis equivalente más barato	Suele resultar más caro (dosis necesaria/día)

En ambos casos, los dispositivos son bolígrafos similares a los de la insulina, a los que se les inserta una aguja de 4 a 6 milímetros mediante un mecanismo de rosca (se debe usar una nueva aguja para cada administración). El médico o la enfermera explican al paciente cómo administrarse la inyección. Es un procedimiento extremadamente fácil y casi indoloro, lo que permite al paciente realizarlo en casa sin problemas.

Como decía antes, en la ficha técnica indica una forma de progresión de la dosis que para muchos pacientes resulta demasiado rápida e innecesaria. Los médicos solemos dar otro tipo de instrucciones basadas en buscar la dosis mínima eficaz (para lo cual seleccionaremos la presentación de pluma y el número de clics más adecuado). De esta forma se consigue abaratar el coste mensual y evitar efectos secundarios de tolerancia.

El hecho de que Wegovy® sea de administración semanal resulta más cómodo, pero también hay que pensar que, si la dosis resulta excesiva, los efectos secundarios pueden durar una semana.

El éxito, como siempre, consiste en individualizar.

Segunda generación de agonistas (dobles agonistas GLP-1/GIP). Una realidad a nuestra disposición

Tirzepatida (Mounjaro®)

Este nuevo medicamento, frente a la generación de agonistas previa, combina la acción del GLP-1 con la de otra hormona, el GIP, que tiene acciones sinérgicas, ofreciendo una eficacia aún mayor que el grupo anterior; tanto que, con determinadas dosis, los resultados son comparables a los de la cirugía bariátrica.

A la fecha en la que estoy escribiendo el libro, el fármaco lleva comercializado una semana en España, por lo que, aunque conozco bien todos los estudios que lo respaldan y los resultados reportados de su uso en Estados Unidos, donde lleva un año en el mercado, he de reconocer que aún no dispongo de toda la experiencia de uso que he acumulado con los agonistas del GLP-1.

¿Qué efecto realiza cada una de estas hormonas y por qué la combinación resulta sumatoria?

Como sabemos por lo ya explicado anteriormente, los agonistas del GLP-1 consiguen reducir el apetito actuando en el cerebro y disminuyendo el vaciamiento gástrico. Por otro lado, optimizan la secreción de insulina para un nivel determinado de glucosa (si la glucemia está alta, aumentan la producción de insulina; cosa que no ocurre si el azúcar en sangre es normal, por lo que no producen hipoglucemias). Al combinarlo con la acción sumatoria del GIP, permiten aumentar este efecto saciante, con ligeramente menos efectos secundarios gastrointestinales (a dosis equivalentes).

Lo que realmente distingue a este fármaco, según los estudios revisados, es su capacidad para reducir principalmente la grasa visceral. Como sabemos, esta es la más perjudicial. Al unirse a los receptores en los adipocitos, el fármaco mejora su gestión del almacenamiento de grasa.

Por otro lado, como señalé anteriormente, en comparación con otro tipo de intervenciones, minimiza la inevitable pérdida de músculo.

Por último, las tasas de pérdida de peso conseguidas con

las dosis más altas son mayores que las de sus predecesores y similares a las de la cirugía bariátrica. Con una dosis de 10 miligramos, los pacientes pueden llegar a perder, de media, hasta un 20 por ciento de su peso corporal inicial. Además, más del 60 por ciento de los pacientes alcanzan esta reducción, y aproximadamente el 23 por ciento logran perder un 30 por ciento de su peso inicial.

Beneficios adicionales para la salud

Más allá de la pérdida de peso, la tirzepatida también proporciona varios beneficios adicionales para la salud. Este fármaco ha demostrado ser eficaz en la reducción de la presión arterial, disminuyendo hasta 8 puntos en la presión arterial sistólica y 5 puntos en la diastólica.

También ha demostrado mayor eficacia que sus predecesores, a determinadas dosis, en la mejora del control glucémico.

Conclusión

La combinación de GLP-1 y GIP en un solo medicamento proporciona múltiples beneficios, desde la reducción del apetito hasta la mejora del perfil lipídico y glucémico, con efectos secundarios manejables. La investigación en este campo sigue avanzando, y es probable que veamos aún más innovaciones que transformen la forma en que abordamos la obesidad y sus complicaciones.

Un antiguo conocido, pero que sigue resultando útil en algunos casos: el orlistat (Xenical® o Alli®)

Otro fármaco utilizado en el tratamiento de la obesidad es el orlistat, cuyo efecto se debe a la inhibición parcial de una lipasa pancreática, una enzima que permite digerir las grasas. Actúa a nivel periférico, sin interferir en los circuitos neuronales de regulación del apetito, por lo que no disminuye el apetito, solo parte de la absorción de las grasas (aproximadamente un 30 por ciento).

Si el paciente no está haciendo restricción calórica ni del contenido de grasas de la dieta, puede tener diarrea (de tipo aceite y que a veces se asocia a incontinencia). Es decir, lo que no se absorbe se tiene que eliminar; cuestión que resulta un efecto secundario poco asumible, para la modesta eficacia demostrada (diferencia de pérdida de peso respecto al placebo del 4,1 por ciento).

En mi experiencia, solo me ha resultado útil en pacientes con obesidad y estreñimiento pertinaz o estreñimiento asociado a los agonistas GLP-1, cuando no hemos conseguido el objetivo buscado.

Otro efecto secundario que hay que tener en cuenta es que también se disminuye la absorción de vitaminas transportadas en la grasa (vitaminas liposolubles), por lo que conviene añadir un suplemento vitamínico genérico en alguna de las comidas.

Aunque el prospecto indica que se tome antes o durante las tres comidas principales, yo no suelo pasar de un comprimido al día, para evitar sus posibles efectos secundarios.

Contraindicaciones

Este medicamento no es adecuado durante el embarazo o la lactancia, ni para quienes tienen ciertos problemas digestivos o renales. Además, puede afectar a la absorción de otros medicamentos, por lo que el médico prescriptor tendrá en cuenta la necesidad de espaciar las dosis al menos cuatro horas.

Conclusiones

En resumen, el futuro de los tratamientos para la obesidad es muy prometedor. Los nuevos fármacos representan una opción eficaz y segura que complementa las soluciones existentes, incluida la cirugía bariátrica. Con el apoyo adecuado, estos tratamientos pueden ayudar a millones de personas a lograr y mantener un peso saludable. La empatía y el entendimiento son esenciales en este camino, reconociendo el esfuerzo y la dedicación necesarios para enfrentar y superar la obesidad. Con estas herramientas y un enfoque integral, estamos cada vez más cerca de encontrar soluciones sostenibles y efectivas para esta compleja enfermedad.

Aunque aún no se ha logrado la financiación para estos nuevos fármacos, creo que ahora, con una generación de medicamentos tan eficaces como la cirugía bariátrica, es razonable esperar que la Administración los cubra. Es fundamental que existan criterios claros y una regulación adecuada, posiblemente a través de un visado, para garantizar su acceso equitativo. Desde mi punto de vista, esto no solo sería ético, al no limitar su uso solo a quienes pueden pagarlos, sino también rentable en su relación coste-efectividad, al reducir a medio y largo plazo las comorbilidades asociadas a la obesidad. Confío en que es solo cuestión de tiempo.

10

¿Funcionan los suplementos para el tratamiento de la obesidad?

> Las tres reglas de los suplementos: 1) si un suplemento funciona, probablemente esté prohibido; 2) si no está prohibido, probablemente no funcione, y 3) hay excepciones.
>
> RONALD MAUGHAN

A veces puede surgir la sensación de que los médicos no nos están ofreciendo los tratamientos más eficaces, ya sea porque no están al día o por posibles intereses económicos con la industria farmacéutica. Sin embargo, la realidad es más sencilla: los médicos solo podemos y debemos recomendar tratamientos que han sido validados por ensayos clínicos y estudios científicos rigurosos. Si algo no se menciona en consulta, es porque no hay suficiente evidencia que respalde su eficacia y seguridad.

La realidad de los suplementos «naturales»

Es normal desear que los suplementos «naturales» sean lo suficientemente potentes para producir cambios positivos sin efectos secundarios. Sin embargo, cualquier sustancia con un principio activo potente puede tener efectos secundarios e interacciones con otros fármacos y suplementos, y es importante tener esto en cuenta al considerar su uso.

Diferencias entre medicamentos y suplementos alimenticios

En España tenemos claras distinciones entre medicamentos y suplementos alimenticios, cada uno con sus propias regulaciones y niveles de control.

Medicamentos

- Regulación. Son regulados por la Agencia Española de Medicamentos y Productos Sanitarios (AEMPS) y la legislación europea. Necesitan una autorización de comercialización, que incluye ensayos clínicos para demostrar su seguridad, calidad y eficacia.
- Uso. Están destinados al diagnóstico, prevención, tratamiento o cura de enfermedades. Generalmente se venden en farmacias y a menudo requieren receta médica.

Suplementos alimenticios

- Regulación. Están regulados por la Agencia Española de Seguridad Alimentaria y Nutrición (AESAN) y por regulaciones europeas específicas. No necesitan demostrar su eficacia mediante ensayos clínicos antes de su comercialización, pero deben ser seguros y su etiquetado no puede atribuir propiedades de prevención, tratamiento o cura de enfermedades.

- Uso. Están destinados a complementar la dieta, aportando nutrientes como vitaminas, minerales, aminoácidos, ácidos grasos o fibras, no para tratar enfermedades. Son útiles en casos de deficiencias nutricionales o para asegurar la ingesta adecuada de determinados nutrientes.

Un enfoque basado en evidencia

Cuando hablamos de suplementos para alcanzar y mantener un peso saludable, es esencial enfocarnos en aquellos respaldados por una sólida base científica. Solo unos pocos logran un equilibrio adecuado entre eficacia y seguridad. Si un suplemento realmente cumpliera con estos estándares, probablemente sería clasificado como un medicamento, ya que satisfaría los rigurosos criterios necesarios para ser considerado útil en el tratamiento de la obesidad.

A continuación revisamos los más utilizados.

1. La cafeína

La cafeína es una sustancia muy popular que muchos de nosotros usamos para empezar el día con energía o mantenernos alerta. Se encuentra en el café, el té, el chocolate y bebidas como las colas y las energéticas. De hecho, casi el 90 por ciento de los adultos consume cafeína a diario.

¿Por qué tomamos cafeína?

Principalmente usamos la cafeína para sentirnos más despiertos y menos cansados. Además, se encuentra en suplementos y medicamentos que prometen aumentar nuestra energía o aliviar el dolor. En el deporte, la cafeína puede mejorar el rendimiento físico y mental, ayudándonos en actividades como correr, nadar o jugar al fútbol.

¿Puede ayudar en la pérdida de peso?

La cafeína puede aumentar la quema de grasa, tanto en reposo como durante el ejercicio, y elevar el gasto energético diario. Aunque estos efectos no son muy grandes (aproximadamente cien calorías adicionales por día), pueden contribuir a la pérdida de peso. Sin embargo, su impacto sobre el apetito y cuánto comemos es menos claro y depende de varios factores, como la cantidad y el momento en que la consumimos.

Algunos estudios sugieren que la cafeína puede ayudar a reducir el peso, el índice de masa corporal (IMC) y la grasa corporal, pero estos beneficios son limitados. La mayoría de los estudios combinan la cafeína con dietas muy bajas en calorías o con otros estimulantes, lo que también contribuye a la pérdida de peso.

Efectos secundarios

La cafeína puede tener efectos secundarios, como un aumento temporal del ritmo cardiaco, nerviosismo y problemas digestivos. También puede afectar a la calidad del sueño, por lo que es recomendable evitarla varias horas antes de acostarse (como mínimo seis horas). Además, puede causar dependencia leve, provocando síntomas de abstinencia como dolores de cabeza e irritabilidad.

Consumo moderado y salud

El consumo moderado de cafeína (hasta 400 miligramos al día para un adulto sano = 4 tazas de café filtrado o 6 tazas de café expreso) es generalmente seguro y puede tener beneficios para la salud cardiovascular. Sin embargo, consumirla en exceso, especialmente en bebidas energéticas, puede ser peligroso y, en casos raros, provocar toxicidad.

Mecanismo de acción

La cafeína funciona principalmente bloqueando la adenosina, una sustancia que nos hace sentir cansados. También puede afectar al transporte de calcio en las células musculares mejorando la fuerza y el rendimiento físico. Además, estimula el sistema nervioso central, aumentando la dopamina y la adrenalina, lo que eleva el umbral del dolor y el esfuerzo, favoreciendo la capacidad de trabajo.

Consideraciones genéticas

Distintas variantes del gen CYP1A2 hacen que las personas metabolicemos la cafeína a ritmos diferentes, lo que condiciona tanto su eficacia como sus posibles efectos secundarios. Esto explica por qué algunas personas pueden beber café antes de dormir sin problemas, mientras que otras deben evitarlo por completo por la tarde.

Cafeína en el café versus suplementos

Consumir cafeína en forma de café puede ser más beneficioso debido a los polifenoles presentes en esta bebida, que también contribuyen a la oxidación de grasa. Las pastillas de cafeína, aunque permiten una dosis precisa, pueden tener efectos variables.

Tolerancia

Con el tiempo, puede desarrollarse cierta tolerancia a los efectos de la cafeína, especialmente aquellos relacionados con el sistema nervioso central. Para evitar esto, se pueden hacer descansos de siete a diez días y luego retomar su consumo.

Veredicto

En resumen, la cafeína, consumida con moderación, puede ser una aliada para nuestra energía y rendimiento, siempre y cuando estemos atentos a sus posibles efectos secundarios y la consumamos de manera responsable. En cuanto al peso, sus efectos son demasiado modestos como para tenerlo en cuenta como suplemento que ayude en la pérdida de peso.

2. La efedrina: ¿aliada o enemiga para la pérdida de peso y el rendimiento?

La efedrina es un potente estimulante que activa el sistema nervioso simpático. Aunque se puede sintetizar químicamente como medicamento, también se extrae de plantas del género *Ephedra*. Algunas culturas, como la china, han utilizado suplementos de efedra (como el Ma Huang) para promover la pérdida de peso. Sin embargo, la realidad es que sus graves efectos secundarios han llevado a la FDA a prohibir la venta de suplementos dietéticos que contienen efedra en Estados Unidos.

En España, aunque aún se pueden encontrar productos herbales que contienen efedra, estos deben estar claramente etiquetados y no pueden ser promocionados como suplementos dietéticos para la pérdida de peso. Además, la efedrina sigue utilizándose en ciertos medicamentos para tratar afecciones respiratorias como el asma, pero su uso está estrictamente regulado y requiere supervisión médica. También hay que tener en cuenta que la efedrina y sus derivados están prohibidos por la Agencia Mundial Antidopaje (AMA).

Beneficios de la efedrina

1. Pérdida de peso. Algunos estudios sugieren que la efedrina puede ayudar a perder peso (de un 5 a un 12 por ciento en combinación con la cafeína) y a mejorar los niveles de colesterol, aumentando el colesterol bueno (HDL) y disminuyendo el colesterol malo (LDL) y los triglicéridos.
2. Mejora del rendimiento. Otras publicaciones indican que la efedrina puede mejorar el rendimiento en el ejercicio, especialmente cuando se combina con la cafeína.

Inconvenientes de la efedrina

Aquí es donde debemos ser muy críticos. La efedrina puede causar una serie de efectos secundarios significativos:

- Hiperactividad autonómica: palpitaciones, temblores, insomnio y sudoración.
- Problemas gastrointestinales: náuseas, vómitos, reflujo y acidez estomacal.
- Síntomas psiquiátricos: agitación, irritabilidad, ansiedad y cambios de humor.

Además, el uso de la efedrina está asociado con graves problemas cardiovasculares y cerebrovasculares, como ataques cardiacos y accidentes cerebrovasculares, que pueden llevar a la muerte.

Cómo funciona la efedrina

La efedrina y los alcaloides de efedra activan varios receptores adrenérgicos en el cuerpo, lo que aumenta la actividad del sistema nervioso simpático. Esto eleva la frecuencia cardiaca y la presión arterial, y dilata los bronquios en los pulmones. En términos de pérdida de peso, la efedrina ayuda a liberar ácidos grasos de las reservas de grasa y aumentar su oxidación, incrementando así el gasto energético y la producción de calor (termogénesis), lo que provoca sudoración.

Dosis y uso

En las combinaciones conocidas como «pilas ECA» (efedrina, cafeína y aspirina), se recomienda tomar efedrina en dosis de 20 a 24 miligramos tres veces al día. Algunos estudios han evaluado dosis de hasta 50 miligramos, también tres veces al día. Sin embargo, una dosis diaria total de 150 miligramos puede ser demasiado estimulante y causar efectos secundarios, como dolores de cabeza o temblores.

Veredicto

En resumen, aunque la efedrina puede tener beneficios potenciales para la pérdida de peso y el rendimiento, sus riesgos para la salud son demasiado significativos como para justificar su uso. La posibilidad de efectos secundarios graves, como problemas cardiovasculares y cerebrovasculares, es un riesgo que no se debe tomar a la ligera. Por lo tanto, **no recomiendo el uso de efedrina para la pérdida de peso o la mejora del rendimiento. La balanza entre sus riesgos y beneficios claramente se inclina hacia el lado negativo, y no merece en absoluto la pena poner en riesgo tu salud.**

La sinefrina: ¿qué dice la ciencia? ¿Vale la pena probarla?

La sinefrina es el principal compuesto activo en la cáscara de la naranja amarga, utilizada desde hace mucho tiempo en la medicina tradicional china. Vamos a desglosar cómo funciona y si realmente vale la pena usarla para perder peso.

Cómo funciona la sinefrina

Es un beta-agonista que activa los receptores β-adrenérgicos, lo que puede aumentar la quema de grasa. Una dosis de 50 miligramos puede elevar el metabolismo en unas 65 calorías sin afectar a la presión arterial, lo que la hace parecer más segura en comparación con la efedrina.

Mecanismo de acción

A diferencia de la efedrina, que estimula varios receptores alfa y beta en el sistema cardiorrespiratorio, la sinefrina actúa de manera más selectiva. Esto significa que estimula únicamente los receptores beta responsables de la movilización de grasa, evitando así los efectos secundarios comunes de la efedrina, como la taquicardia y la hipertensión.

Dosis recomendada

La dosis típica de sinefrina es de 10-20 miligramos, tomada 2-3 veces al día. Sin embargo, hay que ser muy cauteloso con estos suplementos.

Eficacia según estudios

La evidencia científica sobre la eficacia de la sinefrina es limitada. Algunos estudios sugieren que podría ayudar a quemar un poco más de grasa y aumentar el metabolismo ligeramente, pero la magnitud de estos efectos es modesta. La pérdida de peso atribuible a la sinefrina suele ser bastante pequeña, en el rango de 1-2 kilogramos a lo largo de varios meses de uso.

Posibles efectos secundarios

Aunque la sinefrina se considera más segura que la efedrina, no está exenta de riesgos. Algunos usuarios han reportado efectos secundarios como aumento de la frecuencia cardiaca, presión arterial elevada, dolores de cabeza y náuseas.

Es fundamental tener en cuenta estos riesgos, especialmente si tienes problemas cardiovasculares o estás tomando otros medicamentos.

Veredicto

En resumen, la sinefrina puede ofrecer un pequeño impulso al metabolismo y ayudar con la pérdida de peso, pero sus efectos son bastante modestos. Además, aunque es más segura que la efedrina, no está libre de posibles efectos secundarios. **Con la información disponible, no recomiendo la sinefrina como una solución principal para la pérdida de peso, especialmente considerando su modesta eficacia y los riesgos potenciales.**

3. Las catequinas del té verde: ¿vale la pena probarlas?

Para los que no son muy fans del café, pero quieren aprovechar los beneficios de una bebida que ayuda a perder peso, el té verde podría ser una buena opción. El té verde proviene de la planta *Camellia sinensis* y es conocido por sus múltiples beneficios para la salud. Su extracto (GTE), que contiene altos niveles de galato de epigalocatequina (EGCG) y cafeína, se utiliza comúnmente en suplementos para la pérdida de peso.

Cómo funcionan las catequinas del té verde

Mientras que la cafeína eleva las catecolaminas, el EGCG inhibe una enzima que las degrada. Esto puede aumentar el metabolismo y la quema de grasa. Sin embargo, la cantidad de catequinas en el té verde puede variar según el lugar y la manera en que se cultiva y procesa la planta, lo que influye significativamente en la concentración del EGCG en el extracto.

Beneficios para la salud

El extracto de té verde ha sido objeto de varios estudios que destacan sus beneficios en diversas áreas de la salud:

1. Pérdida de peso. Un metaanálisis de once ensayos controlados concluyó que el GTE ayudó a reducir el peso corporal, el IMC y la grasa corporal en personas con diabetes tipo 2. Sin embargo, no está claro si estos beneficios se extienden a personas sin diabetes. En general, la pérdida de peso con el GTE es modesta, en el rango de 1 a 3 kilogramos después de varios meses.
2. Salud cardiovascular. Otros estudios sugieren que el GTE puede mejorar la salud del corazón y tener propiedades anticancerígenas.
3. Metabolismo de la glucosa. Los resultados sobre cómo el GTE afecta al metabolismo de la glucosa son inconsistentes, lo que significa que no podemos asegurar que funcione igual para todos.

Precauciones

Aunque los efectos adversos del GTE son raros, pueden incluir malestar gastrointestinal y elevación de las transaminasas. Por lo tanto, es importante consumirlo con precaución y, preferiblemente, bajo la supervisión de un profesional de la salud.

Dosis y eficacia

Para obtener los beneficios *quemagrasas* de las catequinas del té verde, se necesitan dosis altas de EGCG, entre 400-

500 miligramos al día. La mayoría de los suplementos de té verde contienen aproximadamente un 50 por ciento de EGCG. Los efectos son más pronunciados en personas que no consumen cafeína regularmente.

Veredicto

Aunque el té verde y sus extractos pueden ofrecer algunos beneficios para la pérdida de peso, sus efectos son modestos y la evidencia científica es limitada. Además, los posibles efectos secundarios gastrointestinales y hepáticos requieren precaución. **En definitiva, no recomiendo los suplementos de té verde como una solución principal para la pérdida de peso. Si te gusta el té verde, disfruta de una taza regularmente, pero no esperes milagros en términos de pérdida de peso.**

4. La yohimbina

Es un alcaloide natural que se encuentra en el árbol yohimbe (*Pausinystalia johimbe*) y en la planta *Rauwolfia serpentina.* Este compuesto actúa principalmente sobre los receptores alfa-2-adrenérgicos, convirtiéndola en un potente estimulante.

Beneficios principales de la yohimbina

1. Quema de grasa. La yohimbina es conocida por su capacidad para aumentar la lipólisis (quema de grasa) y mejorar la composición corporal. Al bloquear los receptores alfa-2, potencia la acción de las catecolaminas y aumenta la quema de grasa, especialmente en áreas problemáticas como la grasa abdominal en hombres y la grasa gluteofemoral en mujeres. Algunos estudios han mostrado que la yohimbina puede ser efectiva contra la

grasa rebelde. Por ejemplo, ensayos en mujeres con obesidad y en jugadores de fútbol han demostrado una mayor pérdida de grasa en comparación con un placebo.

2. Disfunción eréctil. La yohimbina puede ayudar a mejorar los síntomas de la disfunción eréctil en hombres porque inhibe la contracción del músculo liso del pene. Algunos metaanálisis han mostrado que la yohimbina, sola o combinada con otras terapias, es más efectiva que un placebo para tratar la DE.

Precauciones y efectos secundarios

La yohimbina puede causar varios efectos secundarios, incluyendo náuseas, dolor abdominal, mareos, nerviosismo y ansiedad. En dosis más altas, puede ser peligrosa, provocando hipertensión, taquicardia, arritmias y agitación. Además, un problema serio es que los suplementos de yohimbina a menudo están mal etiquetados, con concentraciones que varían ampliamente respecto a las indicadas en el envase.

Dosis y uso

La dosis efectiva y segura de yohimbina es de 0,2 miligramos por kilo de peso corporal. Es recomendable comenzar con la mitad de esta dosis (0,1 mg/kg) para evaluar la tolerancia. La insulina puede inhibir el efecto de la yohimbina, mientras que el ejercicio lo amplifica, por lo que el momento óptimo para tomarla es antes de realizar un entrenamiento en ayunas, prolongando el ayuno postentrenamiento dos horas.

Veredicto

Aunque la yohimbina puede ser una herramienta eficaz para la quema de grasa y el tratamiento de la disfunción eréctil, es crucial usarla con extrema precaución debido a sus posibles efectos secundarios y a la variabilidad en la dosificación de los suplementos. La evidencia científica sobre su eficacia no es firme y los riesgos potenciales pueden superar los beneficios. **No recomiendo la yohimbina como un suplemento principal para la pérdida de grasa o el tratamiento de la disfunción eréctil sin la supervisión de un profesional de la salud.** Es importante considerar alternativas más seguras y bien estudiadas.

5. La capsaicina: el poder picante del Chile

La capsaicina es el compuesto que hace que los chiles sean picantes y se encuentra en frutas del género *Capsicum*. Además de agregar ese toque picante a nuestras comidas, la capsaicina tiene varios beneficios para la salud.

Beneficios principales de la capsaicina

1. Mejora el rendimiento deportivo. La capsaicina puede mejorar ligeramente el rendimiento en ejercicios de fuerza, como las sentadillas, si se toma unos 45 minutos antes del ejercicio. Aunque no es un cambio drástico, cualquier ayuda extra siempre es bienvenida.
2. Pérdida de grasa. Los efectos de la capsaicina en la pérdida de grasa son pequeños, pero algunos estudios han encontrado que puede ayudar a reducir la grasa abdominal o visceral, sin afectar demasiado al total de grasa corporal. Es un beneficio modesto, pero interesante.
3. Reducción del riesgo de muerte prematura. Consumir alimentos ricos en capsaicina, como los chiles, se ha asociado a un menor riesgo de muerte prematura, posiblemente debido a una reducción de la mortalidad por enfermedades cardiacas. Es un beneficio adicional que podría justificar añadir un poco de picante a tu dieta.

4. Alivio del dolor. La aplicación tópica de capsaicina puede ser útil para aliviar el dolor nervioso en enfermedades como la neuropatía diabética, la neuropatía asociada al VIH y la neuralgia por herpes zóster. También puede reducir el dolor de la osteoartritis, lo cual es un alivio para muchos.

Precauciones y efectos secundarios

- Sensación de ardor. La capsaicina puede causar una sensación de ardor en la boca o en el lugar de aplicación tópica. Esta sensación puede resultar desagradable para algunos, aunque a otros les puede gustar debido a la liberación de endorfinas.
- Problemas gastrointestinales. En dosis altas, la capsaicina puede causar malestar gastrointestinal, incluyendo dolor abdominal, diarrea y acidez estomacal, especialmente en personas con condiciones como el síndrome del intestino irritable o la enfermedad por reflujo gastroesofágico.
- Riesgo de cáncer de estómago. Algunos estudios han sugerido una posible relación entre el consumo de chiles y un mayor riesgo de cáncer de estómago. Sin embargo, este hallazgo es controvertido y otros estudios han concluido lo contrario. Es algo que hay que considerar, pero no está completamente claro.

Cómo funciona la capsaicina

La capsaicina actúa activando una proteína llamada «receptor transitorio potencial vaniloide subtipo 1» (TRPV1), que se encuentra en varias partes del cuerpo. Al activar el TRPV1, la capsaicina puede generar una sensación de calor, promover la liberación de sudor, estimular la liberación de adrenalina, aumentar la actividad metabólica en los músculos y reducir la sensación de dolor.

Dosis y uso

Los suplementos de capsaicina se administran generalmente en dosis que van de 1,2 a 12 miligramos, aunque algunos estudios han utilizado hasta 135 miligramos por día. Estos suplementos suelen estar disponibles en forma de polvo de chile seco, como la cayena. Una cápsula de 500 miligramos de pimienta de cayena seca contiene aproximadamente 1,2 miligramos de capsaicina.

Veredicto

La capsaicina ofrece varios beneficios para la salud, desde mejorar el rendimiento deportivo hasta reducir el dolor y el riesgo de enfermedades. Sin embargo, es importante tener en cuenta sus posibles efectos secundarios y consumirla con moderación. **Recomiendo la capsaicina con precaución,** especialmente si eres sensible a los alimentos picantes o tienes problemas gastrointestinales, pero no esperes un efecto significativo en tu peso.

6. Ácido linoleico conjugado (CLA): ¿qué sabemos?

Es un tipo de grasa trans que se encuentra de manera natural en pequeñas cantidades en carnes y productos lácteos, especialmente de animales alimentados con pasto. Aunque normalmente las grasas trans tienen una mala reputación (y con razón), el CLA es una excepción interesante.

¿Qué es el CLA?

Es una mezcla de ácidos grasos con una estructura similar al ácido linoleico, pero con enlaces dobles en posiciones diferentes. Existen 28 formas distintas de CLA, pero las más estudiadas son el cis-9, el trans-11, el trans-10 y el cis-12.

Beneficios potenciales

El CLA ha sido investigado por sus posibles beneficios para la salud, incluyendo la quema de grasa y la mejora del metabolismo de glucosa y lípidos. Estos efectos se deben a su acción sobre los receptores PPAR (receptores activados por proliferadores de peroxisomas), que juegan un papel crucial en la regulación de varios procesos metabólicos importantes, incluyendo la manera en que el cuerpo utiliza y almacena grasas y azúcares.

1. Quema de grasa. Algunos estudios sugieren que el CLA puede ayudar a reducir la grasa corporal en una dosis de 3 a 6 gramos diarios. Sin embargo, los resultados son inconsistentes y muchos estudios no han encontrado beneficios significativos.
2. Salud cardiovascular y diabetes. Las personas con mayores niveles de CLA en su cuerpo parecen tener un menor riesgo de enfermedad coronaria y diabetes. No obstante, estos efectos observados en la dieta no siempre se replican con la suplementación.

Evidencia en humanos

La evidencia científica sobre los beneficios del CLA es heterogénea y a menudo contradictoria. Algunos estudios muestran efectos positivos modestos, mientras que otros no encuentran ningún beneficio. Además, algunas investigaciones han indicado que ciertas combinaciones de isómeros pueden incluso tener efectos adversos, como mayor inflamación y estrés oxidativo.

Dosis y uso

La dosis habitual de CLA como suplemento es de 3.200 a 6.400 miligramos al día, dividida en varias tomas con las comidas. Sin embargo, estudios que han probado dosis más altas no han encontrado beneficios adicionales, lo que sugiere que aumentar la dosis no mejora la eficacia del suplemento.

Veredicto

Aunque el CLA tiene un mecanismo de acción interesante y ha sido ampliamente investigado, su efectividad como suplemento para la quema de grasa y la mejora de la salud es limitada y poco confiable. La variabilidad en los resultados y los posibles efectos adversos hacen que su uso deba ser considerado con cautela.

En resumen, aunque el CLA puede ser beneficioso en algunos contextos, la evidencia no es suficientemente sólida como para recomendarlo de manera generalizada como un suplemento para la pérdida de peso o la mejora de la salud.

7. L-carnitina: buena fama poco merecida

La L-carnitina es una sustancia que a menudo se promociona como un suplemento milagroso para quemar grasa y mejorar el rendimiento deportivo. Pero, antes de emocionarnos demasiado, vamos a desglosar cómo funciona realmente y qué beneficios puede ofrecer.

¿Qué hace la L-carnitina?

La L-carnitina ayuda a transportar los ácidos grasos a las mitocondrias, que son las fábricas de energía de nuestras células. Aquí es donde los ácidos grasos se oxidan, es decir, se queman para producir energía, especialmente en los músculos.

¿Es necesario suplementar con L-carnitina?

En general, no. Nuestro cuerpo ya produce la cantidad de L-carnitina que necesitamos, y también podemos obtenerla a través de la carne y otros alimentos. Las deficiencias de L-carnitina son bastante raras, por lo que la mayoría de las personas no necesitan tomar suplementos adicionales.

¿Ayuda a quemar grasa?

La mayoría de los estudios muestran que la suplementación con L-carnitina no aumenta la cantidad de grasa que se quema durante el ejercicio. En otras palabras, no parece ser efectiva para perder peso. Aunque suena prometedor en teoría, la práctica nos dice otra cosa.

¿Mejorará mi rendimiento deportivo?

Aquí también los resultados son mixtos. La mayoría de los estudios no encuentran un beneficio significativo en el rendimiento deportivo con la suplementación de L-carnitina. Sin embargo, algunos estudios sugieren que podría ayudar a conservar el glucógeno (una forma de energía almacenada en los músculos) y acelerar la recuperación muscular. Pero estos beneficios son pequeños y no están relacionados con la quema de grasa.

Veredicto

La L-carnitina no es la solución mágica para la quema de grasa o la mejora del rendimiento deportivo que a veces se presenta. Si llevas una dieta equilibrada y saludable, tu cuerpo ya obtiene y produce suficiente L-carnitina. **No recomiendo la L-carnitina como suplemento para perder peso o mejorar el rendimiento deportivo.** Es mejor enfocarse en una buena nutrición y un programa de ejercicio regular para obtener los mejores resultados en salud y condición física.

8. Los triglicéridos de cadena media (MCT): una fuente rápida de energía

Estos triglicéridos son un tipo especial de grasa que se metaboliza rápidamente en el cuerpo. A diferencia de los ácidos grasos de cadena larga, los MCT pasan directamente del intestino al hígado sin necesidad de cruzar el sistema linfático, lo que significa que pueden ser utilizados más rápidamente como fuente de energía.

Beneficios de los MCT

1. Metabolismo rápido. Los MCT pueden cruzar la membrana mitocondrial sin la ayuda de transportadores como la carnitina, lo que acelera su uso como energía.
2. Producción de cuerpos cetónicos. En condiciones de bajo glucógeno hepático, los MCT aumentan la producción de cuerpos cetónicos, compuestos que el cuerpo puede usar como energía. Esto puede suprimir el apetito y elevar el gasto energético facilitando la pérdida de grasa.
3. Pérdida de grasa. Aunque los resultados son modestos, varios estudios y metaanálisis han encontrado que los MCT pueden ayudar en la pérdida de grasa al aumentar el gasto energético y reducir la ingesta calórica.

Cómo utilizar los MCT

Una forma popular de incorporar los MCT en la dieta es desayunar un café con una cucharada de MCT. Esto puede ayudar a alargar el ayuno nocturno y reducir la ingesta calórica total del día.

Notas importantes

- Aceite de coco versus MCT puros. Aunque el aceite de coco contiene MCT, menos de la mitad de sus ácidos gra-

sos son de cadena media. Para obtener los beneficios completos, es mejor usar suplementos de MCT puros.
- Producción de cuerpos cetónicos. Producir más cuerpos cetónicos no necesariamente significa quemar más grasa. El objetivo es que el cuerpo produzca cuerpos cetónicos a partir de sus propias reservas de grasa, no solo de los suplementos. Sin embargo, el efecto saciante de los MCT puede ayudar a mantener un déficit calórico.

Dosis recomendada

Si decides probar los MCT, comienza con dosis pequeñas (una o dos cucharadas diarias) para evitar problemas intestinales que algunas personas experimentan con dosis mayores.

Veredicto

Los MCT pueden ofrecer una fuente rápida de energía y tienen algunos beneficios potenciales para la pérdida de grasa, pero sus efectos son modestos. Si llevas una dieta equilibrada y controlas tu ingesta calórica, los MCT pueden ser una adición útil, especialmente para aquellos que necesitan energía rápida antes del ejercicio. **Recomiendo los MCT con moderación**, asegurándote de que encajen bien en tu dieta y estilo de vida.

Conclusión

Abordar la pérdida de peso con una perspectiva equilibrada y crítica es fundamental, priorizando siempre tu salud y bienestar a largo plazo. Antes de considerar cualquier suplemento, es esencial consultar con tu médico (que se vendan como solución natural o sin necesidad de receta no quiere decir que sean siempre seguros).

11

¿Qué hay sobre las cirugías para la pérdida de peso?

> La cirugía es la última arma de la medicina; cuando el bisturí es necesario, es porque todas las demás armas han fallado. Pero en las manos correctas, el bisturí no solo corta, sino que también sana.
>
> Doctor René Favaloro

Cuando todo lo demás ha fallado —el cambio de hábitos como primer escalón y los fármacos como segundo—, es momento de pensar en el tercer escalón u opciones quirúrgicas.

Actualmente la medicina está avanzando también mucho en este ámbito, para ofrecernos cada vez intervenciones más seguras y eficaces.

Los tratamientos endoscópicos y quirúrgicos bariátricos tienen como objetivo principal ayudar a las personas a perder peso, mejorar o eliminar las comorbilidades asociadas, reducir la mortalidad cardiovascular y el riesgo de ciertos cánceres ligados a la obesidad, y aumentar la calidad de vida.

Tratamientos endoscópicos

Los procedimientos endoscópicos bariátricos son mínimamente invasivos, por lo que implican un menor riesgo y permiten la realización posterior de procedimientos quirúrgicos más invasivos si son necesarios.

Los tratamientos endoscópicos emergen como alternativa terapéutica para los pacientes que no obtienen resultados satisfactorios con el tratamiento médico y a los que no se les ha prescrito el tratamiento quirúrgico o lo rechazan.

También se pueden utilizar en pacientes intervenidos que han tenido una ganancia de peso tras la cirugía.

Por razones de extensión de este libro y dado que mi especialidad no es la cirugía, solo daré unas pinceladas sobre los posibles riesgos y beneficios de las técnicas actuales.

Principales opciones endoscópicas

Balones intragástricos

Función

Estos dispositivos se introducen en el estómago mediante una endoscopia y se rellenan con solución salina. Tienen varios objetivos clave: reducir el espacio en el estómago para limitar la cantidad de comida que se puede ingerir, aumentar la sensación de saciedad y retrasar el vaciamiento gástrico. Además ayudan a reeducar los hábitos alimenticios (mientras la persona siente saciedad), facilitando la adherencia a una dieta saludable y ejercicio.

Variedades

Hay versiones de estos dispositivos que se dejan en el estómago entre 6 y 12 meses. El balón Allurion®, por ejemplo, se ingiere como una cápsula y se llena de agua una vez que está en el estómago. Luego, se descompone naturalmente después de cuatro meses.

Contraindicaciones

No se recomienda para menores de dieciocho o mayores de sesenta y cinco años, ni para personas con ciertas enfermedades médicas como las esofágicas o gástricas graves, del hígado, corazón o pulmón, y trastornos alimentarios graves.

Posibles complicaciones

1. Reflujo gastroesofágico. Ocurre cuando el contenido del estómago se mueve hacia el esófago causando una sensación de ardor en el pecho (acidez). Es relativamente común en personas con balones intragástricos.

   Prevención y manejo. Puede ayudar realizar pequeñas comidas frecuentes y evitar alimentos y bebidas que causen reflujo. Medicamentos para reducir la acidez también pueden ser recomendados por tu médico.
2. Aspiración bronquial. Ocurre cuando los alimentos, líquidos o contenidos estomacales entran en los pulmones, en lugar de en el esófago. Es poco común, pero puede causar tos intensa, dificultad para respirar y, en casos graves, neumonía. Comer despacio y en posición vertical puede ayudar a prevenir esta complicación.
3. Perforación esófago-gástrica. Es una ruptura en la pared del esófago o el estómago. Es muy rara, pero es una complicación grave. Puede causar dolor abdominal intenso, fiebre, náuseas y vómitos. Para prevenirlo es esencial una

colocación cuidadosa y la evaluación previa de la salud del esófago y el estómago.

4. Deshinchado del balón con oclusión intestinal. El balón puede desinflarse y, si esto ocurre, podría moverse hacia el intestino causando una obstrucción. Aunque es poco común, puede ocurrir. Los síntomas son dolor abdominal, vómitos y estreñimiento.

   Prevención y manejo. El uso de balones de calidad y un seguimiento regular pueden minimizar el riesgo. Si el balón se desinfla, es importante estar atento a los síntomas, que requerirán una extracción endoscópica inmediata.

Eficacia probada en la pérdida de peso

Según diversos estudios, la pérdida de peso en personas que usan balones intragástricos está entre el 12,1 por ciento y el 16,4 por ciento de su peso corporal total, en un periodo de 3 a 6 meses.

Para ponerlo en perspectiva, si una persona pesa 100 kilos al inicio del tratamiento, podría esperar perder entre 12,1 kilos y 16,4 kilos en los primeros 3 a 6 meses.

Transpyloric Shuttle (TPS)

El TPS es un dispositivo que se coloca en el estómago mediante una endoscopia. Está formado por dos bulbos esféricos de silicona conectados por un catéter flexible.

Reducción del apetito

Uno de los bulbos se sitúa en el estómago y el otro en el duodeno (la primera parte del intestino delgado). Esta configuración retrasa el vaciado del estómago, lo que ayuda a sentirse lleno durante más tiempo y reduce la cantidad de comida que se puede ingerir.

Duración y extracción

El TPS puede permanecer en el estómago hasta un año; pasado este tiempo, se extrae mediante otra endoscopia.

Contraindicaciones

Al igual que otros dispositivos gástricos, como los balones intragástricos, el TPS no es adecuado para todo el mundo. Tiene las mismas contraindicaciones que los balones.

AspireAssist

Es un sistema que permite extraer parte del contenido del estómago después de comer, reduciendo así las calorías absorbidas por el cuerpo. Este dispositivo se coloca mediante un procedimiento llamado «gastrostomía percutánea», que se realiza por vía endoscópica (insertando un tubo en el estómago a través de una pequeña incisión en el abdomen). El tubo se conecta a un puerto externo en la piel, y este a su vez a un dispositivo de aspiración.

Aproximadamente veinte minutos después de una comida, se utiliza el dispositivo AspireAssist para extraer una parte del contenido estomacal, eliminando así calorías antes de que sean absorbidas.

El dispositivo tiene un contador que desactiva el sistema después de un número estándar de usos para asegurar un uso controlado y seguro.

¿Para quién está indicado?

El AspireAssist está indicado principalmente para personas con obesidad muy severa, que no pueden o no desean someterse a cirugía bariátrica.

Posibles complicaciones

Infección (en el sitio de la incisión), desnutrición u obstrucción del tubo.

Siendo sincera, de todos los tipos de intervenciones explicadas en este capítulo, esta es la única de la que no tenía conocimiento ni referencias antes de realizar la revisión bibliográfica del tema, por lo que su uso, al menos en nuestro medio, es excepcional.

Procedimientos de sutura / plicatura gastroplásticas

Estas técnicas utilizan un endoscopio, que es un tubo delgado con una cámara y herramientas quirúrgicas, para realizar suturas en el estómago sin necesidad de grandes incisiones. Básicamente, se pliega o sutura el estómago desde dentro para reducir su tamaño. Al reducir el tamaño del estómago, se limita la cantidad de comida que se puede ingerir en una sola vez.

- **Existen distintas técnicas:** gastroplastia en manga (EndoSleeve), Endolumina Triangulation Platform, Endozip (utiliza una sutura automatizada que atrae y conecta las paredes del estómago).
- **Posibles complicaciones:** náuseas y vómitos, reflujo gastroesofágico, infección, perforación gástrica (rara).
- **Contraindicaciones:** embarazo, obesidad secundaria a patologías endocrinológicas no tratadas, enfermedad neoplásica activa, enfermedad cardiaca o respiratoria severa, trastornos psiquiátricos graves no tratados y/o trastornos de la conducta alimentaria.
- **Eficacia.** En un estudio de la técnica en manga (EndoSleeve), se observó una pérdida de porcentaje total de

peso del 18,1 por ciento a los 6 meses y del 14,3 por ciento a los 24 meses.

Procedimientos endoscópicos de malabsorción

Estos procedimientos implican la colocación de dispositivos dentro del intestino que crean una barrera para que los alimentos no entren en contacto con ciertas áreas del intestino, reduciendo así la absorción de calorías y nutrientes.

Tipos de procedimientos

- EndoBarrier. Este dispositivo es una manga impermeable que se coloca en el intestino delgado (duodeno y parte proximal del yeyuno), creando una barrera interna que permite el paso de los alimentos, pero impide la absorción de nutrientes. Funciona como un minibypass gástrico. Puede permanecer en su lugar hasta un año.
- ValenTx. Similar al EndoBarrier, este dispositivo es una manga más larga (120 centímetros) que se coloca en el estómago y el intestino delgado combinando efectos restrictivos y malabsortivos. También puede permanecer hasta un año.

  - ¿En quién están indicados? En pacientes con obesidad severa y diabetes tipo 2. Estos procedimientos son particularmente útiles en estos casos, ya que pueden mejorar el control del azúcar en sangre.
  - Posibles complicaciones. Las principales complicaciones incluyen problemas con el anclaje del dispositivo y molestias gastrointestinales. También se ha observado un aumento de abscesos hepáticos.

Cirugía bariátrica y metabólica

La cirugía bariátrica ha demostrado ser una herramienta poderosa en el tratamiento de la obesidad, y las recomendaciones para su uso se han actualizado recientemente.

Recomendaciones actuales

Consenso de 2022 de la ASMBS y la IFSO:

- Candidatos. Se recomienda para pacientes con un índice de masa corporal (IMC) mayor de 30 que no han tenido éxito con otras medidas de pérdida de peso.
- Edad. No hay un límite superior de edad, pero se debe evaluar cuidadosamente la salud y la fragilidad de las personas mayores de setenta años.

Por otro lado, la Academia de Pediatría de Estados Unidos sugiere considerar la cirugía bariátrica en adolescentes con obesidad moderada y comorbilidades importantes, o con obesidad severa cuando hayan fracasado el resto de las medidas.

Evaluación y tratamiento multidisciplinario

Los pacientes con obesidad deben ser atendidos por un equipo multidisciplinario que incluya endocrinólogos, nutricionistas, médicos deportivos, psiquiatras, cirujanos y otros especialistas según las comorbilidades presentes. Este equipo de especialistas realizará una evaluación inicial y seguimiento, con el objetivo de reducir las complicaciones perioperatorias.

Proceso preoperatorio

La Sociedad Española de Cirugía de la Obesidad (SECO) recomienda que los pacientes con obesidad grave se sometan a un estudio preoperatorio detallado, que incluya analítica completa, valoración por psiquiatría, pruebas de función respiratoria, ecografía hepatobiliar, gastroscopia (para detectar y, si es necesario, erradicar la bacteria *Helicobacter pylori*).

Selección de la técnica quirúrgica

Debe basarse en varios factores:

- Objetivos del tratamiento, según la pérdida de peso necesaria y control de enfermedades asociadas.
- Riesgo cardiovascular. Evaluación individualizada del riesgo.
- Patologías esófago-gástricas. Considerar si existen problemas gástricos o esofágicos.
- Preferencias del paciente y experiencia del equipo quirúrgico.

Principales tipos de cirugía bariátrica

Hoy en día la gastrectomía vertical y el bypass gástrico en Y de Roux son las cirugías bariátricas más comunes, ya que representan más del 90 por ciento de todas las operaciones de este tipo en todo el mundo.

Estas intervenciones se suelen realizar de manera mínimamente invasiva, con técnicas laparoscópicas o asistidas por robot.

Gastrectomía vertical (Sleeve Gastrectomy)

- ¿Qué es? Consiste en reducir el tamaño del estómago formando una especie de tubo o manga. Esto limita la cantidad de comida que se puede ingerir y provoca una sensación de saciedad más rápida.

- Indicaciones. Es la técnica más comúnmente utilizada y, en casos donde no se logra una pérdida de peso suficiente, puede complementarse con un bypass gástrico.

Bypass gástrico en Y de Roux (RYGB)

- ¿Qué es? Combina una reducción del tamaño del estómago con un cambio en la forma en que los alimentos recorren el intestino delgado. Un pequeño estómago (reservorio gástrico) se conecta directamente a una parte más alejada del intestino delgado reduciendo la absorción de nutrientes y calorías.
- Beneficios. Ayuda a perder peso y a mejorar o incluso revertir condiciones asociadas a la obesidad, como la diabetes tipo 2 y la hipertensión.

Cruce duodenal

- ¿Qué es? Reduce el tamaño del estómago y, principalmente, disminuye la absorción de nutrientes mediante una reconfiguración del intestino delgado.
- Indicaciones. Es eficaz para la pérdida de peso significativa, pero debido a su naturaleza más invasiva se reserva para casos de obesidad extrema.

Bypass Tipo SADIS-S

- ¿Qué es? Combina una gastrectomía vertical con una única conexión entre el duodeno y el intestino delgado formando un asa en omega. Mantiene una parte del intestino para la absorción limitada de nutrientes.

Eficacia y complejidad de las técnicas

En general, a mayor complejidad y agresividad de la técnica quirúrgica, mayor es la efectividad en términos de pérdida de peso y mejora de comorbilidades. Sin embargo, también aumentan las posibles complicaciones.

Para pacientes de alto riesgo:

- Se recomienda seleccionar técnicas más simples y efectivas.
- En algunos casos, se puede considerar un enfoque en dos etapas, comenzando con una gastrectomía vertical y, dependiendo de los resultados, completando con una técnica mixta en una segunda etapa.

Efectos secundarios y riesgos

- Diarrea, déficits nutricionales y, en casos raros, complicaciones graves como perforación gástrica.
- Problemas hepáticos. A pesar de los beneficios, existe un aumento en la mortalidad por patologías hepáticas.
- Complicaciones psiquiátricas. Se ha registrado un incremento del 140 por ciento en la tasa de suicidios entre los pacientes operados en comparación con aquellos que no se sometieron a la cirugía.
- Abuso de sustancias. Hay un incremento notable en el abuso de opioides debido al dolor abdominal persistente, y el alcoholismo también aumenta hasta en un 45 por ciento, especialmente en aquellos con antecedentes de abuso o trastornos psiquiátricos. Esto se debe en parte a la mayor absorción del alcohol, que puede ser similar a la administración endovenosa.
- Aunque la densitometría ósea puede permanecer igual, los pacientes operados muestran un aumento en el número de fracturas.

Conclusiones

La cirugía bariátrica sigue siendo un tratamiento muy eficaz para la obesidad severa que no ha respondido a otras medidas. Un estudio a cuarenta años reveló una reducción del 30 por ciento en la mortalidad entre pacientes sometidos a esta intervención en comparación con aquellos que no lo hicieron, partiendo del mismo peso inicial. Sin embargo, es importante tener en cuenta los posibles riesgos asociados que hemos comentado.

Un seguimiento constante y un enfoque multidisciplinario son esenciales para maximizar los beneficios y minimizar los riesgos.

12
¿En qué consiste el trastorno por atracón? ¿Cómo se puede tratar?

> La comida no puede llenar los vacíos emocionales. El trastorno por atracón es el intento de llenar un agujero en el corazón con comida, y nunca funciona.
>
> GENEEN ROTH

La primera vez que vi a Ana en consulta venía derivada por obesidad, pero ella parecía no darle mucha importancia a este motivo y me dijo literalmente que no sabía muy bien por qué su médico le había pedido que fuera a verme.

Ana era una mujer de cincuenta y tres años que había emigrado desde Venezuela buscando un futuro mejor, tanto para sus familiares (la mayor parte de los cuales continuaban en su país) como para sí misma. Llevaba en España algo menos de dos años y compaginaba dos trabajos, uno de limpieza en unas oficinas y otro cuidando a unos niños; únicamente libraba los domingos. Se levantaba sobre las seis de la mañana y llegaba a su casa pasadas las diez de la noche. Vivía en un piso compartido para enviar todo el dinero posible a sus familiares.

Desde que llegó a España había aumentado unos dieciocho kilos de peso. En una primera aproximación a su historia clínica, me decía que no entendía cómo había ganado tanto peso. Refería que, aunque no le daba tiempo a hacer ejercicio de forma regular, no paraba de moverse. En general desayunaba en casa, algo rápido como un bizcocho y un café, compraba algo en la máquina de *vending* de las oficinas (una chocolatina, un zumo...) y tomaba un sándwich o un bocata de camino a la casa de los niños. Merendaba lo mismo que ellos (leche con cacao y galletas) y cuando llegaba a su casa, muchas veces sin ganas ni fuerzas de cocinar, tomaba algo rápido, como un precocinado, o en el peor de los casos una bolsa de patatas fritas con una cerveza, mientras se quedaba dormida viendo la tele en su cuarto.

No dijo nada de los atracones hasta que yo le pregunté directamente por ellos. Le expliqué primero en qué consistía la definición de «atracón» y le pregunté después si ella, en alguna ocasión, había sentido algo parecido. Rápidamente noté en su rostro que se sentía aliviada y comprendida, ya que probablemente se percató de que aquello que le estaba pasando era algo más habitual de lo que creía.

Comenzó a contarme que se habían convertido para ella en un hábito, a modo de ritual, los sábados por la noche. Cuando llegaba a casa, ya sin nada que hacer hasta el lunes siguiente, pero lejos de los suyos y en una habitación que no sentía como su hogar, le invadía un sentimiento que no sabía muy bien definir, algo así como un malestar, una incomodidad...

Un día, cuando estaba con esta sensación de desasosiego, bajó a un restaurante de comida rápida para concederse al menos un placer y lo logró, vaya si lo hizo... Dejó de sentirse mal, pero no podía parar de comer. El sentimiento de malestar que no sabía muy bien de dónde venía se transformó en uno más cercano y definible, que empezaba por sabores intensos, que le encantaban, seguidos por una sensación de falta de control sobre lo que estaba haciendo (como una despersonalización o desdoblamiento), para volver a sentirse en su propia piel otra vez cuando comenzaba la distensión y el dolor de tripa.

El atracón terminaba agotándola, pues la sumía en un cansancio o una especie de neblina, y finalmente en un sueño profundo, que muchas veces se prolongaba hasta la tarde del domingo, donde ya solo le quedaba recuperarse un poco y hacer las tareas que tenía pendientes (lavadoras, ordenar su cuarto...) para volver a la rutina el lunes.

Poco a poco había ido perfeccionando el ritual, de tal manera que ya no comía en el restaurante, donde se podría llegar a sentir juzgada (sabía que, estando sola y comiendo las cantidades y al ritmo que ella comía, podía atraer todas las miradas). Ahora iba al restaurante y pedía dos menús grandes con hamburguesa, patatas fritas y refresco de naranja para llevar y en el congelador de casa le esperaban además tarrinas de helado de un litro como postre. Devoraba y, en cuestión de una hora, estaba ya tumbada en la cama sintiendo distensión y dolor.

Nunca se le pasó por la cabeza vomitar o realizar ningún otro tipo de acto compensatorio. En la actualidad lo que menos le importaba era las consecuencias que este tipo de atracones, que rememoraba entre la culpa y el placer, pudieran tener en su peso. Lo que le importaba era la sensación de falta de control y el hecho de irse sintiendo cada vez más sola y menos comprendida.

Le expliqué que no estaba sola, que era un trastorno que yo veía con mucha frecuencia en mis consultas y que juntas saldríamos de ese círculo vicioso en el que estaba sumida. Insistí en que, si bien intentaríamos eliminar este hábito de los atracones, este solo era un síntoma de que algo no iba bien. Se había convertido en una respuesta adaptativa para ella, ya que le permitía tapar algo en vez de enfrentarlo y resolverlo, pero habría que hacerlo si queríamos tener éxito de verdad.

Yo, como endocrina, iba a ser uno de sus pilares de ayuda, pero necesitaríamos un equipo, en el que el profesional de la salud mental (psiquiatra o psicólogo) sería una pieza clave.

Ana había desarrollado este hábito de los atracones y le había resultado de utilidad para tapar una sensación que era para ella mucho más desagradable. Esta utilidad había convertido la comida en forma de atracón en una especie de adicción, muy similar a la que se puede sentir con el alcohol u otros tóxicos. De hecho, empezaba a ser su forma de respuesta otras noches, cuando llegaba a casa tras un mal día en el trabajo.

Si tratáramos solo el atracón y no lo que subyace, Ana podría empezar a encontrar alivio a estos momentos de malestar con otros hábitos como el consumo de tóxicos, ansiolíticos... Al final solo lograríamos sustituir una adicción por otra.

En este capítulo vamos a desgranar y entender mejor qué es esto de los atracones, presentes en hasta un 30 por ciento de los pacientes que acuden a nuestras consultas monográficas de tratamiento de la obesidad.

Definición y prevalencia de los trastornos de la conducta alimentaria

Los trastornos de la conducta alimentaria (TCA) se pueden resumir como una relación patológica con la comida, que a menudo está asociada con una alteración en la aceptación de nuestro cuerpo y con una baja autoestima.

Entre los distintos TCA que conocemos, la anorexia, la bulimia y el trastorno por atracón son los más frecuentes, siendo el último el más prevalente y sin embargo del que menos nos hablan durante nuestra carrera, e incluso, sorprendentemente, durante nuestra especialidad de Endocrinología y Nutrición.

Aunque en España se estima una prevalencia de menos del 1 por ciento de la población, esta aumenta hasta el 30 por ciento en pacientes que están en un programa de pérdida de peso. Mi impresión es que está infradiagnosticada, pues necesitamos realizar una historia clínica detallada para detectarlo, y desgraciadamente el tiempo que tenemos en consulta no juega a nuestro favor.

Por otro lado, está estudiado que los pacientes que lo sufren suelen consultar con su endocrino por el exceso de peso y no por este trastorno, que muchas veces limita y empeora su salud y su calidad de vida mucho más de lo que pueden hacerlo los kilos de más. Por lo tanto, si el médico no indaga lo suficiente, se le puede escapar un condicionante importantísimo a la hora de plantear el manejo y el tratamiento del paciente.

Asimismo, aunque no nos podamos detener en profundizar en el resto de los TCA, no puede faltar en una buena anamnesis si el paciente ha padecido en algún momento de su vida alguna de estas alteraciones. Proponer a un paciente que en el pasado sufrió anorexia una herramienta como el ayuno intermitente o una dieta hipocalórica con conteo de calorías puede suponer un error garrafal.

Una vez hecha esta introducción, llegamos al meollo de la cuestión.

¿Qué es el trastorno por atracón?

Se define por la presencia de al menos un episodio que se pueda considerar de forma objetiva, por un profesional de la salud, como un atracón, con una periodicidad como mínimo semanal.

El número de episodios semanales es lo que indica la gravedad del trastorno, que se considera leve si es de 1 a 3, y muy grave si pasa de 14.

¿Qué características debe tener un episodio para ser objetivamente considerado como un atracón?

Para su diagnóstico, debemos tener en cuenta distintas variables:

1. **La cantidad.** La ingesta debe ser significativamente superior a lo que la mayoría de las personas consume, en circunstancias similares, en ese periodo de tiempo.
2. **Sensación del paciente de falta de control sobre sus actos** durante el tiempo en que se produce el atracón. A veces se vuelve casi inconsciente; cuando el paciente termina, en muchas ocasiones con sensación desagradable de plenitud, culpa, agotamiento…, a veces ni siquiera recuerda bien cómo ha acabado así.

3. **Periodo.** Suelen producirse en un espacio corto de tiempo, en general menos de dos horas, aunque esto puede ser muy variable de unos pacientes a otros.

¿Por qué es importante que la definición sea realizada de forma específica por un profesional sanitario siguiendo estos criterios?

Porque a veces las personas tienen impuestas, o incluso autoimpuestas, normas o prohibiciones en cuanto a los tipos o cantidades de alimentos que deben o no comer. Existe más riesgo en individuos que han seguido dietas muy restrictivas o inflexibles durante largos periodos. Esto hace que su relación con la comida sea cada vez menos natural e intuitiva, y más patológica, y que incluso empiecen a asignar cierto carácter moral a los alimentos, clasificándolos como «buenos o malos».

No debemos olvidar que a los seres humanos nos gusta simplificar el mundo y posicionarnos de manera radical en uno u otro bando, para poder entenderlo todo mejor. No nos gusta vivir en los grises, es más fácil querer verlo todo en blanco o negro.

Considerando este contexto, hay que entender que para algunas de estas personas la simple exposición a un alimento de los que se han catalogado en su cerebro como «malo» les genera auténtica ansiedad. Su cerebro lo percibe como una amenaza, como si ese alimento pudiera dañarlos realmente.

En estas circunstancias, una persona que se ha saltado su norma autoimpuesta, por ejemplo, de no comer tarta en un cumpleaños, y que incluso después de tanta restricción mental con este alimento en vez de comer una porción ha decidido tomar dos, puede que viva este episodio como un atracón.

Aunque, como hemos visto, objetivamente no cumpliría los criterios de este, sí nos debe dar una pista de que estamos ante un rasgo propio de un TCA (por ahora inespecífico) que habría que abordar antes de que se convierta en algo más serio.

¿Qué diferencia hay entre un trastorno por atracón y una bulimia?

La principal diferencia es si existe algún tipo de compensación posterior por parte del paciente.

En la bulimia se dan distintos tipos de compensaciones: la más frecuente es la purgación mediante el vómito, pero también con laxantes, ejercicio excesivo o ayuno posterior. Estos mecanismos de compensación añaden gravedad a los episodios, ya que se relacionan con mayor riesgo de complicaciones médicas, como las alteraciones iónicas, lesiones esofágicas, del esmalte, y con mayor riesgo de cronificación en forma de hábito o ritual establecido.

Aunque existen muchas más diferencias entre uno y otro, queriendo resumir mucho, se puede destacar:

- En principio, en la bulimia hay una menor aceptación de nuestra talla / cuerpo.
- El propio acto de vomitar entraña mucha más complejidad psiquiátrica de lo que parece, ya que puede convertirse en un acto adictivo en sí mismo, como una forma de autolesión.

Pero no voy a ahondar mucho más en este tema, dado que daría para un libro entero.

¿Cuáles son los disparadores de los atracones?

En general, los disparadores son estímulos que producen una emoción incómoda e intensa, muchas veces no procesada o analizada. Para evitar esta situación, la persona intenta anestesiar esa sensación consumiendo cantidades ingentes de comida.

Al principio estas proporcionan un pico de dopamina, traducida en una efímera sensación de placer, que finalmente es sustituida por la de culpabilidad, cansancio, molestias digestivas..., pero en cualquier caso logra enterrar esa sensación de incomodidad inicial.

¿Cuáles son los factores de riesgo para que una persona responda ante un malestar con un atracón?

Suele darse en personas con historiales de dietas muy restrictivas, sobre todo si estas se han seguido a edades muy tempranas. Este tratamiento tan contraproducente de la obesidad puede llevar a colocar siempre la comida en el centro de la vida y del pensamiento de esas personas.

Es mucho más fácil que estos pacientes acaben teniendo una desregulación de la sensación del hambre, que hagan más ingestas emocionales y, en el peor de los casos, con componente compulsivo, en forma de atracón.

Si nos prohibimos algo de forma extrema y prolongada en el tiempo, el hecho de que nos lo acabemos permitiendo provoca un pico de dopamina-placer mayor que en el cerebro de personas que no viven con sensación de restricción o escasez continua.

¿Qué otros factores debemos tener en cuenta en el tratamiento de estos pacientes?

El trastorno por atracón se asocia con mucha frecuencia a la presencia de otras enfermedades psiquiátricas, principalmente trastornos del estado de ánimo, ansiedad, fobias...

Ambas enfermedades pueden tener un origen común, o ser una consecuencia de la otra, por lo que tendremos que hacer una correcta discriminación y derivar a la consulta de psiquiatría o psicología en el caso de detectarlas.

¿Cómo debemos plantear el tratamiento de estos pacientes?

Nuestra prioridad, antes que abordar la obesidad en sí, es la de controlar estos episodios.

En la literatura hay mucha evidencia sobre que la terapia realizada por un profesional de la salud mental ha de ser la base.

Como comentábamos en el caso de Ana, no podemos centrarnos solo en eliminar este hábito perjudicial, hay que saber cuáles son sus disparadores y los problemas que lo sustentan.

En caso contrario, probablemente solo sustituyamos esta adicción por la comida en forma de atracón por otras adicciones, incluso más peligrosas.

Todo lo que nos provoca un pico intenso de dopamina o placer puede convertirse en algo adictivo y en una tapadera de sensaciones desagradables, con la peculiaridad de que cuando tratamos la adicción a la comida no se puede plantear contacto cero, como se hace con los tóxicos, lo que le añade un extra de dificultad.

De forma coadyuvante, se pueden utilizar fármacos

Es bastante normal utilizar antidepresivos (principalmente fluoxetina y bupropión) y antiepilépticos (como el topiramato), antipsicóticos o ansiolíticos, pero con escasos resultados e importantes efectos secundarios.

Recientemente se publicó un estudio con liraglutida, que avala su utilidad en estos casos, y aunque faltan más estudios sobre estos fármacos (del grupo de los agonistas del GLP-1), en esta patología, la experiencia que tenemos con ellos es muy satisfactoria y esperanzadora.

Como hemos visto en el capítulo destinado a tratamiento farmacológico, en el que he ahondado en estos medicamentos, su principal mecanismo de acción se basa en el control que ejercen sobre los mecanismos de recompensa del cerebro ante la comida.

Si los alimentos dejan de representar una fuente de dopamina o placer, el terapeuta de la salud mental podrá trabajar mucho más fácilmente con los hábitos patológicos que hemos establecido en torno a la comida y los atracones, y con la causa subyacente que los dispara.

Nuestro cerebro dejará de querer tapar ese vacío interior, del que hablábamos en un principio, con la comida, puesto que esta ya no le supondrá ningún placer.

Desde mi punto de vista, ¿qué es lo más importante a la hora de prevenir los trastornos de la conducta alimentaria?

Evitar dar tanto poder a los alimentos. No vivir en la cultura de la dieta. Ya hemos visto que las dietas muy restrictivas fracasan, y ahora sabemos que no solo no consiguen el objetivo de pérdida de peso a largo plazo, sino que, prescritas a edades demasiado tempranas o en personas predispuestas, pueden ser el inicio de un trastorno de la conducta alimentaria.

Darnos cuenta de que, aunque no es conveniente introducir en nuestra dieta un alimento ultraprocesado, con alto contenido calórico y bajo aporte nutricional (al menos no en elevadas cantidades/frecuencia), no es una catástrofe ni nos va a matar.

Vivir de una forma más relajada con respecto a la alimentación, huir de la falsa tranquilidad que nos dan los blancos y negros y de las categorías casi morales en las que dividimos los alimentos en buenos y malos.

Tanto si tienes que comer un helado todos los días como si te angustia el hecho de comértelo tan solo un día puntualmente, desde mi punto de vista, tienes un problema.

13

¿Qué tienen que ver la celulitis, la grasa localizada o la flacidez con el exceso de peso? ¿Hay alguna solución?

> La belleza comienza en el momento en que decides ser tú mismo.
>
> Coco Chanel

En las antiguas orillas del Nilo, las figuras femeninas se representaban con curvas generosas que simbolizaban fertilidad y salud. Estas características, que podemos ver en estatuas y pinturas, hoy son vistas como imperfectas debido a la celulitis o grasa localizada. Sin embargo, en ese entonces eran signos de prosperidad y atractivo.

A lo largo de la historia los ideales de belleza han cambiado. En el Renacimiento, artistas como Rubens y Tiziano pintaban mujeres voluptuosas, donde la celulitis y la grasa localizada eran símbolos de opulencia, sensualidad y fertilidad. Contrariamente, la era victoriana prefería una silueta más contenida, pero sin llegar a los extremos que hemos alcanzado.

Actualmente se valora que los hombres muestren músculos definidos, mientras las mujeres enfrentan el ideal contradictorio de ser delgadas pero curvilíneas en «los lugares correctos».

Aunque hablar de tratamientos para la celulitis y la grasa localizada puede parecer banal, estas condiciones (a menudo exacerbadas por hormonas), cuando son severas, pueden causar molestias significativas y afectar a la calidad de vida, o a la autoestima, similar a la afectación que puede producir la alopecia androgénica en hombres. Reconocer la búsqueda de ayuda médica refleja una comprensión profunda de la conexión entre la salud física y el bienestar psicológico.

Este capítulo explora cómo la celulitis, la grasa localizada y la flacidez se han convertido en preocupaciones estéticas modernas, y cómo la ciencia y la medicina han respondido con soluciones que van desde tratamientos tópicos y procedimientos no invasivos hasta intervenciones quirúrgicas. No debemos olvidar que la belleza es un constructo tan diverso como la humanidad misma. La solución a las preocupaciones estéticas no es solo médica, sino también cultural, y depende de las percepciones individuales. Es fundamental aceptar y celebrar la diversidad de formas humanas.

¿Por qué creo que un médico especialista en Endocrinología y Nutrición debiera de saber diagnosticar estas alteraciones del contorno corporal y tener nociones sobre su tratamiento?

Como médicos que tratamos la obesidad, a menudo somos los primeros en ver a pacientes que confunden los depósitos de grasa localizada, el lipedema y la celulitis (o PEFE, Paniculopatía Edemato-Fibro-Esclerótica) con exceso de peso. Estas afecciones, sin embargo, no siempre se deben a la obesidad y no necesariamente requieren una restricción calórica.

De hecho, estas alteraciones suelen presentarse en personas con normopeso, y en muchas ocasiones con una composición corporal (adiposidad y tejido muscular) saludable. Muchas veces el paciente ha modificado su dieta sin orientación, por lo general de una manera muy restrictiva, lo que puede llevar a trastornos de la conducta alimentaria o a empeorar estas afecciones porque ha perdido masa muscular y ha ganado grasa. Es crucial diagnosticar correctamente y entender e individualizar cada caso para recomendar el tratamiento adecuado.

Cuando estas alteraciones están relacionadas con el exceso de peso, a menudo son la motivación principal para que los pacientes bajen de peso. Sin embargo, incluso después de perder peso, pueden seguir insatisfechos con su contorno corporal, lo que puede ser frustrante.

Por otro lado, es importante reconocer que alteraciones como la celulitis afectan a la mayoría de las mujeres desde la pubertad y no siempre son patológicas en sus grados más leves. Además, aunque muchas buscan tratamiento médico estético, los resultados suelen ser limitados. En casos graves, como ocurre con la obesidad, la cirugía puede ser la única opción efectiva.

Aunque este capítulo pueda generar controversia, no podemos negar la realidad: la liposucción es uno de los procedimientos de cirugía estética más demandado, por lo que podemos deducir que la grasa localizada es un problema que genera mucha preocupación y sufrimiento (se reconozca públicamente o no). En términos de cifras absolutas, en 2022 se realizaron aproximadamente 23.000 liposucciones en España.

Los tratamientos estéticos no son económicos y su eficacia puede ser moderada, aunque la evidencia científica está mejorando. En este campo, el interés económico a veces supera al médico, y es común encontrar prácticas que no han podido demostrar resultados clínicamente relevantes. Si no tenemos suficiente información en este campo, podemos acabar siendo víctimas del intrusismo y la mala praxis.

Es fundamental explicar a los pacientes que estas afecciones son crónicas y requieren un abordaje continuo para evitar frustraciones por resultados insuficientes. En este capítulo presento algunos de los tratamientos disponibles y la evidencia científica que los respalda, con el objetivo de empoderar a los pacientes con información verificada, permitiéndoles tomar decisiones informadas.

En resumen, conocer y abordar adecuadamente las alteraciones del contorno corporal no solo mejora la salud y el bienestar de nuestros pacientes, sino que también les ayuda a entender y manejar sus expectativas de tratamiento de manera realista y segura.

Diferencias de tejido adiposo en hombres y en mujeres

Entender cómo se distribuye la grasa en nuestro cuerpo es fundamental, especialmente cuando hablamos de salud y estética.

Tipos de grasa subcutánea

→ Grasa superficial o areolar

- Distribución. Esta grasa se encuentra distribuida uniformemente por todo el cuerpo. Es más abundante en áreas como las caderas, los muslos y el abdomen.
- Asociación. Está comúnmente relacionada con la celulitis.

→ Grasa profunda o esteatomérica

- Ubicación. Se encuentra por debajo de la grasa superficial y está separada por una fascia.
- Distribución y características. Tiende a aumentar durante la pubertad debido a cambios hormonales.
- Asociación. Es la responsable de las adiposidades localizadas.

Distribución del tejido adiposo según el sexo

La manera en que se distribuye la grasa en el cuerpo varía entre hombres y mujeres, influenciada por las hormonas y la genética.

→ Somatotipo androide (hombres)

- Áreas de acumulación. Principalmente en el abdomen y la espalda.
- Riesgo cardiovascular. La grasa en estas áreas está relacionada con un mayor riesgo de patologías asocia-

das a la obesidad, porque suele estar más inflamada, con peor vascularización y tender a fibrosis, lo que libera a la circulación citoquinas proinflamatorias. Estas generan un estado de inflamación crónica de bajo grado (como hemos visto en capítulos anteriores).

→ **Somatotipo ginoide (mujeres)**

- Áreas de acumulación. Se acumula en caderas y muslos.
- Adaptación metabólica. Esta distribución ayuda durante el embarazo, equilibrando el peso del cuerpo, y proporciona energía durante la lactancia.

Cambios en la distribución de grasa con la edad y factores hormonales

→ **Mujeres posmenopáusicas**

- Redistribución de grasa. Tras la menopausia, la grasa tiende a redistribuirse hacia áreas centrales del cuerpo por la disminución de estrógenos, aumentando el riesgo de enfermedades metabólicas y cardiacas.

Consideraciones clínicas

Comprender estos tipos y distribuciones de grasa es clave para diagnosticar y tratar adecuadamente los problemas relacionados con el contorno corporal. Por ejemplo, la liposucción es más efectiva en áreas con adiposidades localizadas (grasa profunda), mientras que los tratamientos para la celulitis deben enfocarse en la grasa superficial.

Tipos de alteraciones del contorno corporal

- **Adiposidad localizada o lipodistrofia hipertrófica.** Incremento del volumen de grasa en áreas específicas, difícil de eliminar con dieta y ejercicio.
- **Celulitis o PEFE.** Apariencia de la piel en forma de hoyuelos. Afecta a la mayoría de las mujeres y puede variar en gravedad, desde leve hasta dolorosa y severa.
- **Lipedema.** Aumento del tejido adiposo en las extremidades inferiores, borrando el tobillo (aspecto de columna egipcia). Es doloroso y resistente a dieta y ejercicio.
- **Linfedema.** Edema crónico por daño al sistema linfático.
- **Lipodistrofia congénita o adquirida.** Reducción del tejido adiposo, con posibles complicaciones metabólicas.
- **Flacidez y exceso de piel.** Común tras una pérdida de peso significativa, especialmente poscirugía bariátrica.

Adiposidades localizadas o lipodistrofia hipertrófica

Vamos a hablar de esas zonas rebeldes de grasa que parecen no querer irse, sin importar cuánto te esfuerces con la dieta y el ejercicio. Estos depósitos de grasa, conocidos como «adiposidades localizadas o lipodistrofia hipertrófica», pueden ser frustrantes, pero entender un poco más sobre ellos puede ayudarte a manejarlos mejor.

¿Qué son?

- Volumen focal. Básicamente, es un aumento del volumen de grasa en un área específica del cuerpo. Es esa grasa terca que no se va fácilmente.
- Independiente del peso. No siempre está relacionado con el sobrepeso u obesidad. De hecho, puedes tener estas adi-

posidades incluso con un peso normal o bajo, y esto incluye a los deportistas.
- Diagnóstico. Para saber si tienes adiposidades localizadas, se pueden hacer mediciones de circunferencias, pliegues cutáneos e incluso ecografías.

¿Por qué ocurre?

Una de las razones tiene que ver con los receptores de las catecolaminas en las células de grasa (adipocitos):

- Receptores Beta2. Estos activan la lipólisis, es decir, ayudan a descomponer la grasa.
- Receptores Alfa2. Estos, en cambio, inhiben la lipólisis, haciendo más difícil eliminar la grasa.

Las áreas con más receptores Alfa2 tienden a retener grasa más fácilmente, mientras que las áreas con más receptores Beta2 eliminan la grasa con mayor facilidad. Esto explica por qué algunas zonas de tu cuerpo son más propensas a acumular grasa y son más difíciles de esculpir.

Qué tipo de receptores tenemos en nuestros adipocitos a su vez depende de nuestra genética y nuestras hormonas.

¿Qué puedes hacer?

Entender estos factores te ayuda a abordar las adiposidades localizadas de manera más efectiva. Aquí hay algunas estrategias que pueden ayudar:

- Tratamientos localizados. Existen tratamientos estéticos, como la criolipólisis o la liposucción, que pueden ser efectivos para estas zonas específicas y en los que profundizaremos más adelante.

- Dieta y ejercicio. Aunque estas adiposidades sean difíciles de eliminar solo con dieta y ejercicio, mantener un estilo de vida saludable siempre ayuda a mejorar tu bienestar general y a que no empeoren.

Celulitis o (PEFE)

Es una alteración que afecta al tejido graso situado entre la fascia (una capa de tejido conectivo) y la epidermis (la capa exterior de la piel). Este problema se manifiesta con una apariencia abultada y a veces antiestética, comúnmente conocida como «piel de naranja».

¿Quiénes la padecen?

La celulitis afecta a entre el 90 por ciento y el 98 por ciento de las mujeres en algún momento de sus vidas. Su prevalencia varía según la etnia y otros factores individuales, pero es extremadamente común. Los hombres, en cambio, no suelen padecerla debido a diferencias estructurales en su tejido subcutáneo.

¿Por qué ocurre?

La celulitis se debe a varias causas y factores:

- Estructura del tejido. En las mujeres, los septos fibrosos (bandas de tejido conectivo) en la hipodermis son diferentes. Esto permite que la grasa se hernie hacia la dermis, creando la apariencia abultada.
- Células madre mesenquimales. Son un tipo especial de células que pueden transformarse en otros tipos, como las que forman los huesos, cartílagos y tejido adiposo (grasa). Cuando son estimuladas por estrógenos y el estrés oxidativo, pueden producir tejido fibroso anómalo.

El estrés oxidativo ocurre cuando hay un desequilibrio entre los radicales libres y los antioxidantes en el cuerpo, lo cual puede ser provocado por factores como una mala alimentación, exposición al sol, contaminación y estrés.

- Grasa incarcerada. La grasa oprimida por los tractos fibrosos está peor vascularizada, y las paredes de sus vasos se vuelven más permeables a proteínas que, al salir al intersticio, estimulan aún más la formación de tabiques fibrosos.
- Edema. La retención de líquidos empeora el aspecto de la celulitis.
- Fibrosis. Con el tiempo se desarrolla más fibrosis (endurecimiento del tejido), comprimiendo adipocitos, vasos y nervios, lo que puede hacer que el tejido se sienta frío y doloroso.

Grados de celulitis

La celulitis se clasifica en tres grados según su gravedad:

1. Grado I o celulitis edematosa
   - Características. La piel de naranja se observa solo al pellizcar las zonas afectadas. Este estadio corresponde a una fase edematosa intersticial.
2. Grado II o celulitis blanda
   - Características. La piel de naranja es visible a simple vista y causa irregularidades en la superficie. No hay alteración en la temperatura de la piel ni dolor al tacto. Pueden palparse pequeños nódulos debido a los trayectos fibrosos.
3. Grado III o celulitis fibrosa o dura
   - Características. La piel de naranja es muy evidente

y se observan grandes nódulos grasos entre los trayectos fibrosos, con una retracción significativa de la superficie de la piel. Es común sentir dolor y notar que la temperatura local es más baja.

Posibles tratamientos

El tratamiento de la celulitis puede ser un desafío, pero existen varias opciones disponibles que pueden ayudar a mejorar su apariencia y reducir los síntomas. Por separado no tienen mucha eficacia, pero si se combinan, pueden ayudar mucho. Por su extensión, los trataremos en un apartado al final del tema.

Lipedema: síndrome complejo y crónico

Afecta principalmente a las mujeres a partir de la pubertad. Es una alteración hereditaria cuya causa exacta aún no se conoce. Se caracteriza por un aumento anormal del tejido adiposo en las piernas, que generalmente respeta los pies (pero no los tobillos), dándole a las extremidades una apariencia de columna egipcia.

Principales señales y síntomas

- Predisposición genética. Muchas mujeres que padecen lipedema tienen familiares con la misma enfermedad, lo que sugiere una fuerte predisposición genética.
- Afectación femenina. Casi exclusivamente afecta a mujeres, y suele comenzar alrededor de la pubertad.
- Distribución de la grasa. La grasa se acumula de manera bilateral y simétrica en las piernas creando una desproporción entre la mitad inferior y superior del cuerpo. Esto significa que las piernas se ven más grandes en comparación con la parte superior del cuerpo, y esta grasa es resistente a la dieta y el ejercicio.

- Dolor e hipersensibilidad. Las personas con lipedema a menudo experimentan dolor o hipersensibilidad en las áreas afectadas. El dolor puede ser desencadenado por el contacto ligero o la palpación, y tiene una causa multifactorial.
- Pesadez en las piernas. Las mujeres con lipedema suelen sentir pesadez en las piernas, especialmente en situaciones en las que se tienen que mantener de pie mucho tiempo, con calor excesivo o estando sentadas en viajes largos.
- Aparición de equimosis. Es común que aparezcan moretones (equimosis) con facilidad, incluso ante traumas menores. Además pueden presentar pequeñas venas visibles (telangiectasias), especialmente en la edad adulta.

¿Qué se puede hacer?

Entender que el lipedema es una afección médica compleja es el primer paso. Aquí tienes un esquema de los posibles tratamientos que podrían ayudar a manejar los síntomas:

Tratamientos no invasivos

1. Cuidar la alimentación, evitando en lo posible ultraprocesados, azúcares de rápida absorción, sal, fritos, salsas, rebozados... No lo va a resolver, pero ayudará a que no se agrave.
2. Terapia de compresión

    - Ropa de compresión. Usar medias de compresión ayuda a mejorar el flujo linfático y reducir la hinchazón y el dolor.
    - Drenaje linfático manual. Un tipo de masaje suave que puede ayudar a mover el líquido linfático acumulado.

3. Ejercicio físico

- Bajo impacto. Actividades como caminar, nadar o hacer yoga pueden ser beneficiosas para mejorar la movilidad y reducir la hinchazón sin exacerbar el dolor.
- Aquagym. El ejercicio en el agua puede ser particularmente útil porque el agua proporciona una compresión natural y reduce el estrés en las articulaciones.

4. Cuidado de la piel

- Hidratación. Mantener la piel hidratada para evitar sequedad y posibles complicaciones cutáneas.
- Protección. Proteger la piel de golpes y traumas para prevenir equimosis.

Tratamientos médicos y quirúrgicos

1. Medicamentos

- Analgesia. Medicamentos para el dolor, prescritos por un médico, pueden ser necesarios en los casos muy graves.

2. Liposucción especializada: Liposucción Asistida por Agua (WAL) o por láser.

Linfedema (no confundir con el lipedema)

El linfedema es una enfermedad crónica que se presenta cuando hay un daño en el sistema linfático, el cual se encarga de drenar el exceso de líquido y proteínas del cuerpo. Cuando este sistema no funciona correctamente, se acumula líquido rico en proteínas en los tejidos, causando una hinchazón (edema) que puede ser persistente y tener efectos a largo plazo.

¿Qué causa el linfedema?

Puede desarrollarse por varias razones, pero generalmente se debe a:

- Daño o remoción de ganglios linfáticos. Esto puede ocurrir después de una cirugía o radioterapia para el tratamiento del cáncer.
- Infecciones. Si son recurrentes, pueden dañar los ganglios linfáticos y los vasos linfáticos.
- Condiciones congénitas. Algunas personas nacen con un sistema linfático subdesarrollado o mal formado.

Síntomas comunes

- Hinchazón. Principalmente en brazos o piernas, aunque puede afectar a otras partes del cuerpo.
- Engrosamiento de la piel. La piel puede volverse más dura y gruesa.
- Signo de Stemmer. Es la incapacidad de pellizcar la piel en la base del segundo dedo del pie. Este es un indicador de linfedema.
- Pesadez y malestar. Sensación de pesadez o tirantez en el área afectada.
- Infecciones frecuentes. Como la celulitis, debido a la acumulación de líquido que favorece el crecimiento bacteriano.

Tratamientos disponibles

El manejo del linfedema implica varias estrategias para reducir la hinchazón y controlar los síntomas. Aquí tienes un esquema de los posibles tratamientos:

Tratamientos no invasivos

1. Terapia de compresión

- Medias de compresión. Ayudan a mejorar el drenaje linfático y reducir la hinchazón. Deben ser utilizadas de acuerdo con las recomendaciones de un profesional de la salud.
- Vendajes de compresión. Utilizados principalmente en etapas iniciales del tratamiento para reducir la hinchazón antes de cambiar a medias de compresión.

2. Drenaje linfático manual

- Masaje suave. Una técnica especializada de masaje que ayuda a mover el líquido linfático hacia áreas donde puede ser drenado más fácilmente. Debe ser realizado por un terapeuta entrenado.

3. Ejercicio físico

- Ejercicios suaves y regulares. Ayudan a mejorar el drenaje linfático y mantener la movilidad de las articulaciones. Actividades como caminar, nadar o yoga pueden ser muy beneficiosas.

4. Cuidado de la piel

- Hidratación y protección. Mantener la piel limpia e hidratada para prevenir infecciones. Evitar cortes, rasguños y picaduras que pueden conducir a infecciones.

Tratamientos médicos y quirúrgicos

1. Dietéticos

- Dieta baja en sal. Aunque no es un tratamiento médico directo, reducir la ingesta de sal puede ayudar a minimizar la retención de líquidos. En ocasiones se aconseja sustituir la fuente de grasas por MCT o triglicéridos de cadena media, que son grasas que el cuerpo puede absorber y utilizar de manera más eficiente que los triglicéridos de cadena larga (LCT), sin sobrecargar el sistema linfático.

2. Procedimientos quirúrgicos

- Liposucción para linfedema. En casos graves, la liposucción puede ser utilizada para eliminar el exceso de tejido adiposo que se ha desarrollado debido al linfedema.
- Reconstrucción linfática. Procedimientos como la transferencia de ganglios linfáticos o la creación de derivaciones linfáticas pueden ser considerados en casos específicos.

Lipodistrofia congénita o adquirida

Las lipodistrofias son síndromes heterogéneos caracterizados por una reducción del tejido adiposo que puede ser generalizada o parcial, genética o adquirida. Aunque no son muy comunes, estas afecciones pueden tener un impacto significativo en la salud y el bienestar de quienes las padecen.

Tipos según la causa

1. Genéticas. Síndrome de Berardinelli-Seip, lipodistrofia parcial familiar (síndrome de Dunnigan)...

2. Causas adquiridas. Lipodistrofia asociada al VIH (por tratamientos antirretrovirales, que ya no suelen utilizarse) u otros medicamentos pueden causar lipodistrofia como efecto secundario (los corticosteroides y algunos inmunosupresores.

Características comunes

- Reducción del tejido adiposo. La característica principal de la lipodistrofia es la pérdida de grasa corporal en determinadas áreas, lo que puede dar lugar a una apariencia inusual y a veces asimétrica.
- Adiposidad localizada. En algunas formas de lipodistrofia, mientras la grasa se reduce en ciertas áreas, puede acumularse en otras, como en el abdomen o la cara.

Complicaciones asociadas

La lipodistrofia no solo afecta a la apariencia física, sino que también puede llevar a complicaciones metabólicas serias, principalmente debido a que se asocian con resistencia a la insulina. Hay un aumento en la circulación de azúcar y ácidos grasos libres.

Esto puede incluir:

- Diabetes. Aumento de los niveles de glucosa en sangre.
- Dislipidemia. Alteraciones en los niveles de colesterol y triglicéridos.
- Hepatomegalia. Agrandamiento del hígado debido a la acumulación de grasa.

Tratamientos disponibles

Manejar la lipodistrofia puede ser un desafío, pero hay opciones disponibles que pueden ayudar a controlar las complicaciones metabólicas y mejorar la calidad de vida.

→ Tratamientos farmacológicos

- Metreleptina. Este es el único fármaco aprobado específicamente para tratar las complicaciones metabólicas de la lipodistrofia. Es una forma recombinante de leptina humana que ayuda a regular el metabolismo energético y a mejorar la sensibilidad a la insulina.

→ Cuidado y monitorización

- Control de la diabetes. Medición regular de los niveles de glucosa y, en el caso de que se necesite, uso de fármacos para su tratamiento.
- Manejo de la dislipidemia. Estatinas y otros medicamentos pueden ayudarnos a controlar los niveles de colesterol y triglicéridos.
- Dieta y ejercicio. Una dieta equilibrada y un régimen regular de ejercicio físico son cruciales para manejar los síntomas y las complicaciones de la lipodistrofia.

Tratamientos estéticos

- Rellenos y transferencias de grasa. En algunos casos se pueden utilizar rellenos dérmicos o transferencias de grasa autóloga para mejorar la apariencia de las áreas afectadas.

Flacidez corporal

Se caracteriza por la pérdida de firmeza y elasticidad en la piel y los tejidos subyacentes, lo que da lugar a una apariencia suelta y colgante.

¿Qué causa la flacidez corporal?

- Envejecimiento. Con el paso del tiempo, nuestro cuerpo produce menos colágeno y elastina, proteínas esenciales para mantener la piel firme y elástica.
- Exposición al sol. La radiación ultravioleta daña las fibras de colágeno y elastina acelerando el proceso de envejecimiento de la piel.
- Pérdida de peso rápida. Adelgazar de forma rápida puede dejar la piel suelta, ya que no tiene tiempo para adaptarse a la nueva forma del cuerpo.
- Factores genéticos. La predisposición genética juega un papel importante en cómo y cuándo se presenta la flacidez. Algunas personas son más propensas a perder la elasticidad de la piel debido a sus genes.
- Estilo de vida: dieta y ejercicio. Una dieta pobre en nutrientes y la falta de ejercicio pueden contribuir a la flacidez al reducir la masa muscular y el tono de la piel.
- Fumar. Reduce la producción de colágeno y elastina, y disminuye el flujo sanguíneo a la piel acelerando el envejecimiento.

Tratamientos para la flacidez corporal

Tratamientos no invasivos

1. Cuidado de la piel

- Cremas y lociones. Productos con ingredientes como retinoides, péptidos y antioxidantes pueden ayudar a estimular la producción de colágeno y mejorar la elasticidad de la piel.

2. Ejercicio físico

- Entrenamiento. Levantar pesas y realizar ejercicios de fuerza ayuda a tonificar los músculos y puede mejorar la apariencia de la piel flácida.
- Ejercicios de cardio. Actividades como correr, nadar o andar en bicicleta pueden ayudar a reducir la grasa corporal y mejorar el tono muscular.

3. Terapias de radiofrecuencia y láser

- Radiofrecuencia. Utiliza energía para calentar las capas profundas de la piel estimulando la producción de colágeno y elastina.
- Láser. Los tratamientos con láser pueden mejorar la textura y firmeza de la piel mediante la estimulación del colágeno.

Tratamientos médicos y quirúrgicos

1. Procedimientos quirúrgicos

- Abdominoplastia. Una cirugía específica para eliminar la piel suelta y tensar los músculos del abdomen, a menudo realizada después de una pérdida significativa de peso o embarazos.
- *Lifting* corporal. Procedimientos quirúrgicos que eliminan el exceso de piel y tensan los tejidos subyacentes para una apariencia más firme en áreas como brazos, muslos y abdomen.

Tratamiento médico de las alteraciones del contorno corporal: PEFE y adiposidad localizada

Vamos a hablar de los tratamientos para mejorar el contorno corporal, en concreto de la celulitis (PEFE) y la adiposidad localizada. Están diseñados para mejorar la apariencia y la salud del tejido adiposo. Este tema siempre me ha interesado mucho, tanto que hace años realicé un máster en Medicina Estética y Antienvejecimiento en la Universidad Complutense. Pero más allá de los estudios, mi mayor fuente de conocimiento y posibles recomendaciones viene de mi propia experiencia, ya que los he probado casi todos. Así que, en esta ocasión, voy a hablar de estos tratamientos basándome tanto en las publicaciones disponibles (aunque en el campo de la estética no suele haber muchas con un gran número de pacientes) como en mi experiencia personal.

Mecanismos de acción de los tratamientos

Cuando hablamos de tratamientos para mejorar el contorno corporal y reducir la celulitis, hay varios mecanismos clave que hacen el trabajo.

1. Lipólisis. Este es el proceso en el que las grasas se descomponen en ácidos grasos y glicerol. Es decir, rompe las reservas de grasa para usarlas como energía. Este proceso es estimulado por ciertas hormonas y sus receptores, como las catecolaminas.
2. Apoptosis. Aunque suene complicado, la apoptosis es simplemente la muerte celular programada. Es un mecanismo natural del cuerpo para deshacerse de las células viejas o dañadas. En el caso de los adipocitos, ciertos tratamientos pueden inducir esta muerte celular de manera controlada.
3. Adipocitolisis. Este término se refiere específicamente a la destrucción de las células grasas. Puede lograrse mediante métodos farmacológicos o físicos, como inyecciones lipolíticas o tratamientos con ultrasonido.
4. Necrosis grasa. Aquí es donde las células grasas mueren y son reemplazadas por tejido fibroso. Esto puede ser causado por tratamientos específicos que dañan las células grasas intencionalmente para que el cuerpo las reemplace.
5. Mejora de la circulación. Algunos tratamientos están diseñados para mejorar la circulación y el drenaje linfático. Esto no solo ayuda a reducir la apariencia de la celulitis, sino que también mejora la salud general del tejido adiposo.
6. Aumento de colágeno y elastina. Estos tratamientos buscan aumentar la producción de colágeno y elasti-

na en la piel. Hemos hablado de ellos en el apartado de flacidez.

Recomendaciones generales

- No fumar. El tabaco reduce el flujo sanguíneo y puede empeorar la inflamación del tejido.
- Dieta equilibrada. Comer de manera saludable mejora la nutrición y la oxigenación del tejido. Los antioxidantes de la dieta son especialmente beneficiosos.
- Actividad física. El ejercicio regular mejora la circulación y la oxigenación de los tejidos ayudando a reducir la celulitis.
- Evitar ropas ceñidas. La ropa muy ajustada puede comprometer la circulación sanguínea.

Tratamientos tópicos y técnicas de inyección

1. Tratamientos tópicos domiciliarios

Aunque se absorben poco, combinados con masajes pueden ser efectivos. Ingredientes como la cafeína y los retinoides son comunes.

En consulta suelo recomendar algunos dispositivos masajeadores que nos facilitan la tarea (tanto manuales como electrónicos). Para que el masaje sirva de algo, tiene que ser lo suficientemente intenso como para mejorar la circulación e incluso romper algunos tabiques fibrosos. Conseguir esto sin unas manos expertas (hay centros que lo hacen muy bien) o sin ayuda de dispositivos es difícil.

2. Mesoterapia

Consiste en inyectar pequeñas cantidades de sustancias directamente en la dermis, la capa intermedia de la piel (a una profundidad de 2 a 4 milímetros), con fines específicos, como la reducción de grasa y la mejora de la circulación.

Dependiendo de la legislación y las recomendaciones de sanidad, los compuestos inyectados pueden variar. Generalmente se usan fármacos que pueden incluir activos lipolíticos, drenantes, venotónicos o antiinflamatorios.

La cantidad de la solución inyectada es muy pequeña, generalmente menos de 0,1 mililitros por inyección.

Para hacer el proceso más cómodo y preciso, a veces se utilizan pistolas de mesoterapia. Estas pistolas permiten que el pinchazo sea breve, exacto en cuanto a dosis y profundidad, rápido e indoloro. Esto hace que la mesoterapia sea una opción atractiva para quienes buscan mejoras estéticas sin procedimientos invasivos.

Es interesante saber que parte del beneficio de la mesoterapia proviene del propio acto de pinchar. Cada pinchazo estimula la reparación de los tejidos, promoviendo la producción de colágeno y mejorando la textura de la piel. Este efecto mecánico ayuda a rejuvenecer y revitalizar la zona tratada complementando los efectos de los compuestos inyectados.

Como con cualquier tratamiento, es posible experimentar algunos efectos secundarios, aunque generalmente son leves y temporales. Los más comunes incluyen enrojecimiento de la piel y pequeños hematomas en el área de la inyección.

El efecto secundario más grave descrito es la infección por micobacterias nosocomiales, generalmente por inyectar preparados no estériles. Es extremadamente infrecuente, pero hay que saber que puede ocurrir.

Aunque no debemos esperar resultados espectaculares, y no dispone de muchas publicaciones en cuanto a nivel de eficacia, suele ser la primera línea que se señala en los protocolos de la Sociedad Española de Medicina Estética (liderados por la doctora Emilce Insua).

Yo hace tiempo que no me someto a esta técnica, pero cuando lo hice los resultaros fueron moderados, con una molestia leve y algún hematoma como complicación.

3. Carboxiterapia

Consiste en la administración subcutánea o intradérmica de dióxido de carbono (CO_2), un gas atóxico, no embólico.

Efectos:

- Vasodilatación capilar.
- Disminución de la afinidad de la hemoglobina por el oxígeno, que es cedido más fácilmente a los tejidos.
- Acción mecánica con rotura de septos y de membrana de los adipocitos, por la misma presión ejercida para infiltrar el CO_2 en los tejidos.
- Reducción de las zonas de fibrosis.
- Activación de los receptores adrenérgicos del adipocito con acción lipolítica.

Sus efectos adversos son inherentes al propio tratamiento; entre ellos está el dolor o sensación de quemazón, el enfisema subcutáneo y las equimosis.

El CO_2 carece de efectos tóxicos, y se metaboliza por vía pulmonar y renal. Su perfil de seguridad es muy elevado, ya que, debido a su elevada solubilidad, tiene escaso riesgo de embolización (tapar la circulación de un vaso sanguíneo). Las dosis habituales usadas en medicina estética (de 30 a 50 mililitros por minuto y sesión) son fácilmente compensadas por una ligera hiperventilación y no se produce hipercapnia ni acidosis en sujetos normales.

Tiene publicaciones, aunque no una evidencia científica muy fuerte, que señalan su utilidad, además de en grasa localizada y celulitis, en curación de úlceras y mejora de cicatrices.

En mi experiencia, es una de mis técnicas favoritas para la celulitis (no así para la grasa localizada). He notado que mejora ligeramente la apariencia y la circulación; eso sí, el dolor que produce es mucho más intenso que el de la mesoterapia, por lo que hay que ir preparado para sufrir un poco...

4. Relleno dérmico a base de ácido poli-L-láctico (PLLA) (Lanluma®) para la mejora de la celulitis y los volúmenes

¿Qué es el ácido poli-L-láctico (PLLA)?

Es un tipo de relleno utilizado para mejorar la apariencia de la piel, reducir la celulitis y restaurar volúmenes en diferentes áreas del cuerpo. Este tratamiento no solo aborda la superficie de la piel, sino que también estimula la producción de colágeno a largo plazo, mejorando la textura y firmeza.

Tipos de de formulaciones de PLLA

1. Alta densidad. Para dar volumen en áreas como los glúteos.
2. Baja densidad. Para mejorar la apariencia de la piel y reducir la celulitis.

Evidencia científica y consideraciones críticas

1. Estudios clínicos limitados, aunque algunos han demostrado que los rellenos de PLLA, como Lanluma, son

efectivos para mejorar la calidad de la piel y reducir la celulitis, aunque la cantidad de investigaciones específicas es limitada.

2. Relación coste-beneficio. Este tipo de infiltraciones pueden ser costosas y, debido a la necesidad de múltiples sesiones para obtener resultados óptimos, es importante considerar la relación coste-beneficio. También hay que tener en cuenta que la eficacia del tratamiento puede variar entre individuos.
3. Duración y resultados. Aunque los resultados pueden ser duraderos, habitualmente se requieren varias sesiones para ver mejoras significativas. Los efectos pueden mantenerse varios meses, pero no son permanentes, lo que significa que los pacientes pueden necesitar tratamientos de mantenimiento.
4. Seguridad. La mayoría de los estudios indican que los tratamientos con Lanluma son seguros y bien tolerados, pero es importante conocer sus posibles efectos secundarios como hinchazón, enrojecimiento y molestias en el sitio de la inyección. No obstante, suelen ser temporales.

Aunque me gustaría probarlo, el coste alto y la necesidad de varias sesiones me han desanimado por ahora.

Técnicas basadas en la ruptura de septos fibrosos

Solo la primera (la técnica quirúrgica) está aprobada en España.

1. La subcisión guiada (corta septos) se puede realizar manualmente con una aguja específica o con un dispositivo que realiza la subcisión guiada por estabilización de tejido (es la técnica que se conoce como «cellfina»). No recomendada en casos de mucha fla-

cidez. La técnica es eficaz y los resultados persistentes.
2. La subcisión acústica (Soliton Inc.) utiliza pulsos acústicos rápidos para romper los tabiques fibrosos. También se plantea la hipótesis de que la acción mecánica del pulso acústico rápido sobre la matriz extracelular dérmica conduzca a una neoformación de colágeno dérmico que mejore la apariencia de la laxitud de la piel.
3. La colagenasa de clostridium histolyticum da como resultado la alteración de las estructuras de colágeno específicas. Fue aprobado en Estados Unidos en julio de 2020 para el tratamiento de la celulitis de moderada a severa en glúteos. Se necesitan unas doce sesiones y puede empeorar la flacidez.

En este caso no puedo contar mi experiencia particular, pero según algunas publicaciones sobre la técnica cellfina, es eficaz en mejorar el aspecto de hoyuelos muy profundos. Lo que tengo ganas de comprobar en mi propia piel es si los resultados justifican el precio.

Ultrasonidos

Están aprobados por la FDA para el tratamiento de la celulitis. Hay que diferenciar distintas modalidades o usos:

1. Cavitación. Aplicación de ultrasonidos de baja frecuencia (de 20 a 45 kilohercios) con el fin de conseguir la aparición de microburbujas de vacío que al implosionar produzcan la destrucción de las células adiposas. La ultracavitación persigue romper el tejido graso sin dañar la microcirculación.

2. HIFU. Son ultrasonidos focalizados de alta intensidad (frecuencia 0,8 a 3,5 megahercios) que generan valores de energía mayores; por efecto mecánico y térmico persiguen romper el adipocito.
3. MULMI (Multifocus Ultrasound Low Mechanical Index). Emisión multifocal de bajo índice mecánico que induce, por un lado, lipólisis fisiológica y, por otro, reorganización y regeneración de la matriz extracelular estimulando la producción de colágeno.
4. Hidrolipoclasia. Consiste en la infiltración de una solución generalmente hipotónica y la aplicación posterior de ultrasonidos. Este tratamiento combinado aumenta la capacidad de cavitación y apoptosis.

En todos los casos, la reducción de la grasa tarda en producirse de horas a días. Los triglicéridos son liberados al líquido intersticial, catabolizados a ácidos grasos y glicerol, y transportados por sistema venoso y linfático al hígado, para seguir diferentes vías metabólicas hasta su eliminación.

Hay que tener en cuenta que el efecto que consiguen es muy discreto y suelen tener un precio elevado. Yo, desde luego, lo intenté en dos ocasiones, pero no noté mucha mejoría.

Radiofrecuencia

Aumenta el calor del tejido y estimula la producción de colágeno y elastina. Resultados discretos.

1. Monopolar. Penetra profundamente en el tejido y se utiliza para aplicaciones corporales.
2. Bipolar. Trata pequeños volúmenes y es más superficial, utilizado para tensar la piel (principalmente uso facial).

Hay una nueva variante, que es la aplicada con agujas. En mi caso, con la primera no noté resultados significativos ni a corto ni a medio plazo (quizá habría necesitado más sesiones), y la que se aplica con agujas precisa anestesia local con crema porque es bastante dolorosa, aunque parece ser más eficaz.

Presoterapia

1. Aparatos de presión negativa o vacuum. Ventosas, rodillos y sistemas productores de vacío, aparatos con tecnología específica (patentada), LPG® y Endermologie®.

   Persiguen el drenaje y desbridamiento de la zona que hay que tratar. No son útiles para grasa localizada, solo para PEFE. Precisan un alto número de sesiones y pueden aumentar la flacidez.

   Mi experiencia con esta técnica no fue buena.
2. Presión positiva con botas neumáticas. Drenaje sistema venoso e intersticio. Carece de efecto sobre el tejido adiposo, pero es eficaz en combinación.

   Más útil en primeros estadios o cuando el componente vascular es más importante. Como mínimo, sales algo más deshinchada, aunque a las 24-48 horas vuelvas a estar parecida.

Criolipólisis

Acción lipolítica del frío manteniendo una temperatura de al menos –10 °C durante más de 50 minutos. Acción apoptótica selectiva sobre el adipocito.

Se selecciona la zona que hay que tratar y mediante un manípulo, que generalmente se aplica en el tejido haciendo vacío, se realiza el tratamiento.

Es necesario proteger la piel para evitar quemaduras por frío.

El adipocito sufre temperaturas de entre –2 y –7 °C, y esto induce la muerte celular necrótica. En los siguientes días los macrófagos (o células de la limpieza) eliminan los restos celulares y disminuye la inflamación.

Cuidado con el efecto paradójico: en un 0,7 por ciento se estimula la adipogénesis o generación de nuevos adipocitos.

Es una de las pocas técnicas que tengo pendiente probar.

Ondas electromagnéticas (Em-Sulpt®)

Someten a la musculatura a una enorme cantidad de contracciones (más de 20.000 por sesión). El efecto es tonificador y mínimamente lipolítico, pero también se ha observado mejoría en la flacidez. Se suelen hacer entre cuatro y seis sesiones con dos días al menos de descanso entre ellas.

En distintos estudios (aunque a corto plazo y con número de pacientes limitado), se ha objetivado mejoría de la composición corporal, con aumento de la masa muscular y disminución de la grasa.

También he de decir que esta técnica es otra de mis favoritas. La sensación no es desagradable (nada en comparación con la estimulación muscular eléctrica que se hacía antiguamente, donde notabas un calambrazo), y aunque he necesitado varias sesiones, sí que noto los resultados.

Tratamiento quirúrgico de las alteraciones del contorno corporal

Cuando hablamos de remodelar el contorno corporal, las opciones quirúrgicas pueden ser una solución efectiva para muchas personas.

Liposucción

Está pensada para aquellos que, a pesar de estar cerca de su peso normal, tienen depósitos de grasa difíciles de eliminar con dieta y ejercicio.

Un dato importante es que la liposucción no elimina la celulitis (extrae la grasa más profunda). Sin embargo, es muy efectiva para reducir grandes volúmenes de grasa y ha evolucionado mucho, por lo que se realiza en general con solo unas pocas incisiones y con anestesia local. Los pacientes pueden volver a su vida normal gradualmente en dos o tres días (aunque deben llevar una faja compresiva alrededor de un mes).

Lipomarcación

Esta técnica va un paso más allá de la liposucción tradicional. Combina la eliminación de grasa con la fibrosis inducida para resaltar la definición muscular. Se realiza comúnmente en el abdomen para definir los músculos rectos y oblicuos creando un aspecto más tonificado.

Lipotransferencia

En la lipotransferencia, la grasa no deseada se reutiliza. Primero se realiza una liposucción delicada para extraer los depósitos de grasa sin dañar las células. Luego esta grasa se purifica y se filtra, para asegurar que solo los adipocitos sanos sean reinyectados. Este procedimiento se suele combinar con la inyección de factores de crecimiento extraídos de la sangre del propio paciente.

Es importante tener en cuenta que más de un 20 por ciento de la grasa transferida no sobrevive, por lo que se suele inyectar un poco más de la cantidad deseada inicialmente. Las zonas comunes para la reinyección incluyen mamas, glúteos, labios y pómulos.

Abdominoplastia

La abdominoplastia es especialmente popular después de una cirugía bariátrica para eliminar el exceso de piel y tensar los músculos abdominales. Este procedimiento implica:

- Incisión suprapúbica. Se realiza una incisión desde una cadera hasta la otra, en forma de sonrisa.
- Incisión alrededor del ombligo. En muchos casos es necesario para reposicionar el ombligo.
- Separación de los tejidos cutáneos. Los músculos abdominales se tensan y se suturan en la línea media.
- Eliminación de piel sobrante. La piel se estira y se elimina el exceso.

Después de la cirugía se colocan drenajes y vendajes, y se recomienda usar una faja abdominal durante dos meses. El resultado es un abdomen más plano y una piel más tensa.

14

¿Cuál es el futuro en el tratamiento de la obesidad?

> El verdadero progreso es el que pone la tecnología al alcance de todos.
>
> HENRY FORD

Actualmente más de 2.500 millones de adultos en todo el mundo tienen sobrepeso, y de ellos, más de 890 millones son obesos. La obesidad ha alcanzado proporciones epidémicas, y se prevé que estas cifras continúen en aumento.

En un futuro ideal todos tendríamos acceso equitativo a los avances médicos, sin importar nuestra geografía o situación económica. La obesidad se trataría como la enfermedad compleja que es, con tratamientos personalizados disponibles para todos.

El campo del tratamiento de la obesidad está experimentando una revolución con el desarrollo de nuevos fármacos que ofrecen resultados prometedores, tanto en la reducción de peso como en la mejora de diversos parámetros de salud. Estos avances están proporcionando opciones adicionales a la cirugía bariátrica, con una eficacia similar, pero con menos efectos secundarios y una mejor preservación de la masa muscular. Sin embargo, debido a limitaciones económicas, estos tratamientos están llegando a una proporción muy baja de todos los posibles pacientes que se podrían beneficiar a nivel mundial.

Nuevos fármacos en el horizonte

Además de lo conseguido hasta ahora, están en desarrollo nuevos fármacos que muestran resultados muy prometedores:

CagriSema (cagrilintida + semaglutida)

Este dúo dinámico está compuesto por cagrilintida y semaglutida. La cagrilintida es un análogo de la amilina, una hormona que juega un papel crucial en la regulación de la glucosa y el control del apetito, y a la semaglutida ya la conocemos de sobra.

Ahora, ¿qué pasa cuando las juntas? En estudios preliminares se ha observado que esta combinación ha llevado a pérdidas de peso significativas en solo veinte semanas. Los pacientes lograron perder entre el 15,4 y el 17,1 por ciento de su peso corporal.

Pero eso no es todo. Además de la pérdida de peso, la cagrilintida también ofrece beneficios adicionales en el control de la glucemia. Esto significa que no solo estarías perdiendo peso, sino también mejorando tu control sobre los niveles de azúcar en la sangre, lo cual es una excelente noticia, especialmente si tienes diabetes o estás en riesgo de desarrollarla.

En resumen, aunque aún está en fases iniciales de estudio, por ahora CagriSema cuenta con resultados prometedores.

Semaglutida oral

La semaglutida, conocida por su efectividad cuando se administra por vía subcutánea, también ha demostrado ser eficaz en su forma oral. En dosis de 50 miligramos, los pacientes lograron una pérdida de peso del 17,4 por ciento en 68 semanas. Esta forma oral facilita la administración y podría aumentar la disponibilidad del tratamiento.

Actualmente disponemos de este fármaco en España con el nombre de Rybelsus, pero solo en dosis de 3,7 y 14 miligramos, y por ahora solo con la indicación de obesidad asociada a diabetes tipo 2 (como hemos explicado en capítulos anteriores).

Orforglipron

Este es un medicamento que actúa como un análogo del GLP-1, pero a diferencia de otros no es peptídico. Esto suena complicado, pero básicamente significa que funciona de manera similar a ciertas hormonas en tu cuerpo que te ayudan a controlar el apetito y los niveles de azúcar en la sangre.

En estudios recientes Orforglipron ha mostrado resultados muy prometedores. En solo 36 semanas, los participantes perdieron una media del 14,7 por ciento de su peso corporal. Para poner esto en perspectiva, si pesas 100 kilos, podrías perder casi 15 en menos de un año.

Aún falta tiempo y estudios para que pueda salir al mercado, pero por ahora resulta esperanzador.

Agonistas del GLP-1 y glucagón

Estos medicamentos, como la mazdutida y la pemvidutida, son un combo poderoso porque combinan las propiedades del GLP-1 y el glucagón. Ahora, ¿qué significa esto para ti? Básicamente están diseñados para que, además de controlar el apetito, ayuden a tu cuerpo a quemar grasa de manera más eficiente y a mejorar tu salud general.

Estos fármacos promueven la lipólisis, que es el proceso mediante el cual tu cuerpo descompone la grasa almacenada para usarla como energía. También aumentan la termogénesis, que es la producción de calor en el cuerpo, y esto ayuda a quemar más calorías. Por otro lado, reducen la lipogénesis hepática, lo que significa que ayudan a prevenir que tu hígado acumule más grasa.

Uno de estos medicamentos, la survodutida, ha mostrado resultados impresionantes en estudios recientes. En solo 46 semanas los participantes lograron perder un 18 por ciento de su peso corporal.

En resumen, sobre los agonistas del GLP-1 y glucagón, como la mazdutida, la pemvidutida y la survodutida, aún queda tiempo para disponer de ellos, pero es emocionante ver tantas opciones prometedoras en el horizonte.

Triagonistas (GLP-1, GIP y glucagón)

Los triagonistas son medicamentos que combinan las propiedades de tres hormonas: GLP-1, GIP y glucagón. Una de las estrellas de este grupo es la retatrutida, que está mostrando resultados realmente impresionantes.

¿Qué hace que estos triagonistas sean tan especiales? Al combinar los efectos del GLP-1, el GIP y el glucagón, ayudan a controlar el apetito, mejorar el metabolismo y aumentar la quema de grasa en el cuerpo. Es como un ataque triple a esos kilos de más.

En estudios recientes, la retatrutida ha demostrado ser extremadamente efectiva. En solo 48 semanas, los pacientes que tomaron este medicamento perdieron una media del 24,2 por ciento de su peso corporal. Para que te hagas una idea, si pesas 100 kilos, podrías perder más de 24 en menos de un año.

Además, el 80 por ciento de las personas que participaron en estos estudios lograron perder al menos el 15 por ciento de su peso. Estos resultados son muy prometedores, ya que de hecho sabemos que la pérdida en estudios realizados en la vida real suele ser bastante mayor a la obtenida en ensayos clínicos controlados y aleatorizados.

Preservación de la masa muscular

Vamos a hablar sobre una nueva y emocionante categoría de medicamentos que están cambiando la manera en que abordamos la pérdida de peso: los inhibidores del receptor de la activina. Estos fármacos, como el bimagrumab y el taldefgrobep alfa, no solo te ayudan a perder grasa, sino que también protegen tu masa muscular.

El desafío de perder peso sin perder músculo

Cuando intentamos perder peso, uno de los mayores retos es evitar la pérdida de masa muscular junto con la grasa. Normalmente, alrededor del 75 por ciento de la pérdida de peso proviene de la grasa, pero el 25 por ciento es masa magra, incluyendo el músculo esquelético. Perder músculo no es lo deseable porque puede llevar a una reducción del gasto energético, lo que se llama «adaptación metabólica» (como hemos visto en capítulos anteriores). Esto puede frenar la pérdida de peso o incluso hacer que recuperes el perdido (empeorando por el camino tu composición corporal).

Hasta ahora las mejores formas de evitar la pérdida de músculo han sido el ejercicio de fuerza y una ingesta adecuada de proteínas. Pero dentro de poco contaremos con nuevos aliados en forma de medicamentos: bimagrumab y taldefgrobep alfa.

Bimagrumab: un aliado en la preservación del músculo

El bimagrumab es un anticuerpo monoclonal que bloquea el receptor de la activina tipo II. Este receptor regula de manera negativa el crecimiento del músculo esquelético, y al bloquearlo, el bimagrumab no solo ayuda a mantener el músculo, sino que también favorece la conversión de grasa blanca en grasa marrón. Esto aumenta la termogénesis (producción de calor) y mejora la sensibilidad a la insulina.

En un estudio clínico de fase II, el bimagrumab se administró por vía intravenosa cada cuatro semanas durante un año a personas con diabetes tipo 2. Los resultados fueron prometedores: los participantes perdieron de media 5,1 kilos de su peso total, pero lo interesante es que la mayor parte de esta pérdida (7,3 kilos) fue de masa grasa, mientras que ganaron 2,1 kilos de masa muscular. Además mejoraron su control de glucosa en sangre y no recuperaron el peso perdido durante al menos diez semanas después de finalizar el tratamiento.

Taldefgrobep alfa

El taldefgrobep alfa es otro anticuerpo monoclonal, pero este inhibe la miostatina, una proteína que limita el crecimiento muscular, de esta forma ayuda a bloquear el complejo receptor de la activina II-B, el taldefgrobep alfa ayuda a reducir la masa grasa y a mejorar la masa muscular. En estudios preclínicos ha demostrado aumentar la masa muscular en un 25 por ciento, lo que lo convierte en un fármaco muy prometedor para mantener la masa muscular durante la pérdida de peso.

Conclusión

El futuro del tratamiento de la obesidad no solo se centra en la pérdida de peso, sino también en la preservación de la masa muscular y la mejora de la salud metabólica. Fármacos como el bimagrumab y el taldefgrobep alfa representan un avance significativo en este campo, ya que ofrecen nuevas esperanzas para un manejo más efectivo y completo de la obesidad. Estos tratamientos, combinados con ejercicio y una adecuada ingesta de proteínas, podrían cambiar el panorama del tratamiento de la obesidad proporcionando resultados más sostenibles y saludables.

Análogos del ejercicio: ¿una pastilla que sustituye el ejercicio?

Imagina que pudieras obtener algunos de los beneficios del ejercicio físico sin tener que mover un músculo. Aunque suene a ciencia ficción, este es el objetivo de una línea de investigación muy innovadora centrada en los receptores relacionados con el estrógeno (ERR, por su sigla en inglés). Estos se encuentran en órganos clave como el músculo, el corazón, el hígado y el cerebro.

¿Qué son los ERR?

Son proteínas que juegan un papel crucial en la regulación del metabolismo energético. La estimulación de estos receptores ha mostrado resultados prometedores en estudios con modelos animales; por ejemplo, que pueden replicar algunos de los beneficios del ejercicio físico, como el aumento de la resistencia muscular, la mejora de la capacidad aeróbica y la optimización del metabolismo oxidativo.

¿Qué nos aportarían?

La idea es que, al estimular estos receptores, podríamos ofrecer una solución terapéutica para aquellas personas que no pueden hacer ejercicio debido a situaciones de inmovilidad o a enfermedades como la atrofia muscular o la sarcopenia severa (pérdida de masa muscular relacionada con la edad).

Limitaciones y posibles beneficios adicionales

Es importante entender que, aunque estos avances son emocionantes, la activación de los ERR solo representa una faceta de los numerosos beneficios del ejercicio físico. El ejercicio no solo mejora la resistencia y la capacidad aeróbica, sino que también induce mejoras a través de múltiples vías metabólicas y fisiológicas que son insustituibles. Los beneficios integrados del ejercicio físico abarcan desde la salud cardiovascular hasta la salud mental y nunca van a ser sustituidos por completo por una pastilla.

Pero centrándonos en lo positivo, la investigación sugiere que la estimulación de estos receptores podría tener aplicaciones en el tratamiento de enfermedades neurodegenerativas y en la insuficiencia cardiaca, lo cual abre un abanico de posibilidades terapéuticas.

No sustituir, sino complementar

Es crucial destacar que el objetivo de esta investigación no es reemplazar el ejercicio físico, sino complementar las estrategias de salud y calidad de vida en situaciones donde el ejercicio no es viable. En resumen, estos avances podrían ofrecer grandes beneficios, pero el ejercicio físico sigue siendo insustituible como pilar fundamental de la salud y el bienestar.

Epílogo

Al llegar al final de *Pierde grasa, gana vida* me gustaría enfatizar que el camino hacia una vida más saludable es más un maratón que un esprint. Cada pequeño cambio que hacemos en nuestra dieta, en nuestra rutina de ejercicio y en nuestra mentalidad nos acerca más a nuestros objetivos de bienestar.

Juntos hemos explorado las causas y los avances logrados en el tratamiento de la obesidad, así como las estrategias prácticas que pueden transformar nuestras vidas. Espero sinceramente que este libro haya sido una fuente de inspiración y guía para ti.

Te animo a tomar el control de tu salud, a ser persistente y a nunca perder la esperanza. La vida saludable que deseas está al alcance de tu mano. Recuerda que cada paso, por pequeño que sea, cuenta. Y cuando lo necesites, no dudes en buscar la ayuda de profesionales que te comprendan y sepan cómo apoyarte.

Juntos podemos avanzar hacia un futuro más saludable y feliz.

Agradecimientos

A mi hijo Diego, mi mayor motivación para crecer como madre, persona y profesional. Mi deseo más profundo es ser un ejemplo de felicidad basado en la entrega, la humildad, el amor y la pasión por aprender. Quiero que comprendas que la verdadera riqueza reside en la salud y la sabiduría.

A David, mi pareja y compañero de vida. Juntos hemos crecido y aprendido a sacar lo mejor de cada uno. Hemos formado un núcleo fuerte, una piña desde la cual enfrentamos el mundo y todos los retos que nos esperan con valentía y determinación.

A mis pacientes, que confiáis en mí para mejorar vuestra salud. Disfruto profundamente de mi profesión gracias a vosotros. Saber que contribuyo a mejorar vuestras vidas, vuestra salud y vuestro bienestar hace que todos los años de esfuerzo y estudio hayan valido la pena.

A mis compañeros y amigos, sin los cuales habría sido imposible enfrentar los desafíos de la conciliación. Hay amigos que, más que amigos, sois hermanos del alma; sin vosotros no tendría la fuerza para enfrentar tantos retos (ya sabéis quiénes sois).

A Clotilde Vázquez, mi mentora, quien me ha enseñado

todo sobre la endocrinología y en particular sobre la obesidad, y a Amalia Paniagua, mi otro ejemplo a seguir como médica, persona, madre y amiga.

A mi madre, pura luz y bondad, un ángel en la tierra, que me ha enseñado el significado de la empatía y la vocación de entrega y cuidado a los demás.

A mi padre, gran orador, que me ha enseñado el arte de la divulgación y el placer de compartir conocimientos con los demás.

A mis hermanos, sus parejas y mis sobrinos, a quienes adoro y que tanto me han ayudado e inspirado.

A Praxe, que siempre se ha portado como una segunda madre, y a Petri y Maruja, mis segundas abuelas.

Y finalmente, a mis lectores, por vuestro interés en mejorar vuestra salud y bienestar. Espero que este libro os proporcione las herramientas y el conocimiento necesarios para alcanzar una vida más saludable y plena.

Bibliografía

Adams, K. F., *et al.*, «Overweight, obesity, and mortality in a large prospective cohort of persons 50 to 71 years old», *N Engl J Med,* n.º 355, 2006, pp. 763-778.

Bagger, J. I., *et al.*, «Impaired regulation of the incretin effect in patients with type 2 diabetes», *J Clin Endocrinol Metab,* n.º 96(3), 2011, pp. 737-745, <https://doi.org/10.1210/jc.2010-2435>.

Ballesteros Pomar, M. D., *et al.*, «Abordaje clínico integral SEEN de la obesidad en la edad adulta. Resumen ejecutivo», *Endocrinol Diabetes Nutr,* n.º 68, 2021, pp. 130-136.

Beaudart, C., *et al.*, «Assessment of muscle function and physical performance in daily clinical practice», *Calcif Tissue Int,* n.º 105, 2019, pp. 1-14, <https://doi.org/10.1007/s00223-019-00545-w>.

Bellido Guerrero, D., M. López de la Torre y S. Monereo Mejías, *Obesidad. Una enfermedad crónica,* Madrid, Editorial Médica Panamericana, 2022, <https://www.medicapanamericana.com/es/libro/obesidad-una-enfermedad-cronica>.

Benaigesa, A., «Concepto, clasificación y tratamiento de la

celulitis», *Offarm,* n.º 22(5), 2003, pp. 78-88, <https://www.elsevier.es/es-revista-offarm-4-articulo-concepto-clasificacion-tratamiento-celulitis-13047748>.

Brandi, C., *et al.,* «Carbon dioxide therapy: Effects on skin irregularity and its use as a complement to liposuction», *Aesthetic Plast Surg,* n.º 28(4), julio-agosto de 2004, pp. 222-225.

— «Carbon dioxide therapy in the treatment of localized adiposities: Clinical study and histopathological correlations», *Aesth Plast Surg,* n.º 25, 2001, pp. 170-174, doi: 10.1007/s002660010116.

— «The role of carbon dioxide therapy in the treatment of chronic wounds», *In Vivo,* n.º 24(2), marzo de 2010, pp. 223-226.

Bray, G. A., *et al.,* «Management of obesity», *Lancet,* n.º 387, 2016, pp. 1947-1956.

— «The science of obesity management: An Endocrine Society Scientific statement», *Endocr Rev,* n.º 39, 2018, pp. 79-132.

Brietzke, S. A., «Controversy in diagnosis and management of the metabolic Syndrome», *Med Clin N Am,* n.º 91, 2007, pp. 1041-1061.

Ciudin, A., *et al.,* «Sarcopenic obesity: A new challenge in the clinical practice», *Endocrinol Diabetes Nutr* (ed. inglesa), n.º 67, 2020, pp. 672-681.

Clément, K., *et al.,* «Efficacy and safety of setmelanotide, an MC4R agonist, in individuals with severe obesity due to LEPR or POMC deficiency: Single-arm, open-label, multicentre, phase 3 trials», *Lancet Diabetes Endocrinol,* n.º 8, 2020, pp. 960-970.

Colberg, S. R., *et al.,* «Exercise and type 2 diabetes: American College of Sports Medicine and the American Diabetes Association: Joint position statement. Exercise and type 2 diabetes», *Med Sci Sports Exerc,* n.º 42, 2010, pp. 2282-2303.

Cruz-Jentoft, A. J., *et al.* (Writing Group for the European Working Group on Sarcopenia in Older People 2 -EWGSOP2-, and the Extended Group for EWGSOP2), «Sarcopenia: Revised European consensus on definition and diagnosis», *Age Ageing,* n.º 48, 2019, pp. 16-31.

Donini, L. M., *et al.,* «Definition and diagnostic criteria for sarcopenic obesity: ESPEN and EASO consensus statement», *Obes Facts,* n.º 15, 2022, pp. 321-335.

Dulloo, A. G., *et al.,* «How dieting makes the lean fatter: From a perspective of body composition autoregulation through adipostats and proteinstats awaiting discovery», *Obes Rev,* n.º 16 (1), febrero de 2015, pp. 25-35, doi: 10.1111/obr.12253.

Enebo, L. B., *et al.,* «Safety, tolerability, pharmacokinetics, and pharmacodynamics of concomitant administration of multiple doses of cagrilintide with semaglutide 2·4 mg for weight management: A randomised, controlled, phase 1b trial», *Lancet,* n.º 397, 2021, pp. 1736-1748.

Estruch, R., *et al.,* «Primary prevention of cardiovascular disease with a mediterranean diet supplemented with extra-virgin olive oil or nuts», *N Engl J Med,* n.º 378, 2018, e34.

Francesco, A. Di, *et al.,* «A time to fast», *Science,* n.º 361, 2018, pp. 770-775.

Franco, W., *et al.,* «Hyperthermic injury to adipocyte cells by selective heating of subcutaneous fat with a novel radiofrequency device: Feasibility studies», *Lasers Surg Med,* n.º 42, 2010, pp. 361-370.

Garber, C. E., *et al.,* «American College of Sports Medicine position stand. Quantity and quality of exercise for developing and maintaining cardiorespiratory, musculoskeletal, and neuromotor fitness in apparently healthy adults: Guidance for prescribing exercise», *Med Sci Sports Exerc,* n.° 43, 2011, pp. 1334-1359.

— «The health benefits of exercise in overweight and obese patients», *Curr Sports Med Rep,* n.° 188, 2019, pp. 287-291.

García Almeida, J. M., *et al.,* «Morphofunctional assessment of patient´s nutritional status: A global approach», *Nutr Hosp,* n.° 38, 2021, pp. 592-600.

— *Valoración morfofuncional de la desnutrición relacionada con la enfermedad,* Madrid, Editorial Médica Panamericana, 2022 (1.ª ed.), < https://www.medicapanamericana.com/es/libro/valoracion-morfofuncional-de-la-desnutricion-relacionada-con-la-enfermedad>.

— «Nutritional ultrasound®: Conceptualisation, technical considerations and standardisation», *Endocrinología, Diabetes y Nutrición,* 2022, <https://doi.org/10.1016/j.endinu.2022.03.008>.

Gargallo, M., *et al.,* «Evidence-based nutritional recommendations for the prevention and treatment of overweight and obesity in adults (FESNAD-SEEDO consensus document). The role of diet in obesity treatment (III/III)», *Nutr Hosp,* n.° 27, 2012, pp. 833-864.

— (Grupo de Consenso FESNAD-SEEDO), «Evidence-based nutritional recommendations for the prevention and treatment of overweight and obesity in adults», *Endocrinol Nutr,* n.° 59, 2012, pp. 429-437.

Gortan Cappellari, G., *et al.* (SOGLI expert panel), «Sarcopenic obesity research perspectives outlined by the sarcopenic obesity global leadership initiative (SOGLI).

Proceedings from the SOGLI consortium meeting in Rome November 2022», *Clin Nutr,* n.º 42, 2023, pp. 687-699.

Gutiérrez-Fisac, J. L., *et al.,* «Prevalence of general and abdominal obesity in the adult population of Spain, 2008-2010: The ENRICA», *Obes Rev,* n.º 13, 2012, pp. 388-392.

Harris, L., *et. al.,* «Intermittent fasting interventions for treatment of overweight and obesity in adults: A systematic review and meta-analysis», *JBI Database System Rev Implement Rep,* n.º 16, 2018, pp. 507-547.

Hession, M., *et al.,* «Systematic review of randomized controlled trials of low-carbohydrate vs. low-fat/low-calorie diets in the management of obesity and its comorbidities», *Obes Rev,* n.º 10, 2009, pp. 36-50.

Hexsel, D., y M. Soirefmann, «Cosmeceuticals for cellulite», *Semin Cutan Med Surg,* n.º 30(3), 2011, pp. 167-170.

Houtkooper, L. B., *et al.,* «Why bioelectrical impedance analysis should be used for estimating adiposity», *Am J Clin Nutr,* n.º 64, 1996, pp. 436S-448S.

Jastreboff, A. M., *et al.,* «Tirzepatide once weekly for the treatment of obesity», *N Engl J Med,* n.º 387, 2022, pp. 205-216.

— «Retatrutide phase 2 obesity trial investigators. Triple-hormone-receptor agonist retatrutide for obesity. A phase 2 trial», *N Engl J Med,* n.º 389(6), 2023, pp. 514-526.

Jensen, M. D., *et al.,* «2013 AHA/ACC/TOS Guideline for the management of overweight and obesity in adults: A report of the American College of Cardiology/American Heart Association Task Force on Practice Guidelines and The Obesity Society», *J Am Coll Cardiol,* n.º 63, 2014, pp. 2985-3023.

Jiménez, E., «Obesity: Etiologic and pathophysiological analysis», *Endocrinol Nutr* (ed. inglesa), n.º 60(1), 2013, pp. 17-24, <https://www.sciencedirect.com/science/article/abs/pii/S1575092212001283>.

Khan, M. H., *et. al.,* «Treatment of cellulite: Part II. Advances and controversies», *J Am Acad Dermatol,* n.º 62(3), 2010, pp. 373-384.

Knop, F. K., *et. al.,* «Oral semaglutide 50 mg taken once per day in adults with overweight or obesity (OASIS 1): A randomised, double-blind, placebo-controlled, phase 3 trial», *Lancet,* n.º 402(10403), 2023, pp. 705-719.

Leal-Silva, H., *et al.,* «Reducción de grasa subcutánea, técnicas invasivas y no invasivas», *Dermatol Rev Mex,* n.º 60(2), 2016, pp. 129-141.

Lecube, A., *et al.,* «Prevention, diagnosis, and treatment of obesity. 2016 Position statement of the Spanish Society for the Study of Obesity», *Endocrinol Diabetes Nutr,* n.º 64(1), 2017, pp. 15-22.

Lukaski, H. C., *et al.,* «Classification of hydration in clinical conditions: Indirect and direct approaches using bioimpedance», *Nutrients,* n.º 11, 2019, E809.

— «Assessment of adult malnutrition and prognosis with bioelectrical impedance analysis: Phase angle and impedance ratio», *Curr Opin Clin Nutr Metab Care,* n.º 20, 2017, pp. 330-339.

Mattiello, R., *et al.,* «Reference values for the phase angle of the electrical bioimpedance: Systematic review and meta-analysis involving more than 250,000 subjects», *Clin Nutr,* n.º 39(5), 2020, pp. 1411-1417.

Mukund, K., y S. Subramaniam, «Skeletal muscle: A review

of molecular structure and function, in health and disease», *Wiley Interdiscip Rev Syst Biol Med,* n.° 12(1), 2020, e1462.

Mulasi, U., *et al.,* «Bioimpedance at the bedside: Current applications, limitations, and opportunities», *Nutr Clin Pract,* n.° 30(2), 2015, pp. 180-193.

Nauck, M. A., y J. J. Meier, «Incretin hormones: Their role in health and disease», Diabetes Obes Metab, n.° 20 (1), 2018, pp. 5-21, <https://doi.org/10.1111/dom.13129>.

Niemiro, G. M., A. Rewane y A. M. Algotar, *Exercise and fitness effect on obesity,* Treasure Island, StatPearls Publishing, 2022.

Peprah, K., y D. MacDougall, *Liposuction for the treatment of lipedema: A review of clinical effectiveness and guidelines,* Ottawa, CADTH, 2019.

Piercy, K. L., *et al.,* «The physical activity guidelines for Americans», *JAMA,* 2018, 32019:2020-8, doi: 10.1001/jama.2018.14854. PMID: 30418471.

Poggiogalle, E., *et al.,* «Therapeutic strategies for sarcopenic obesity: A systematic review», *Curr Opin Clin Nutr Metab Care,* n.° 24, 2021, pp. 33-41.

Prado, C. M., *et al.,* «Advances in muscle health and nutrition: A toolkit for healthcare professionals», *Clin Nutr,* n.° 41, 2022, pp. 2244-2263.

Prato, S. del, *et al.,* «The incretin/glucagon system as a target for pharmacotherapy of obesity», *Obes Rev,* 2022, e13372.

Pugliese, P. T., «The pathogenesis of cellulite: A new concept», *J Cosmet Dermatol,* n.° 6, 2007, pp. 140-42.

Raynor, H. A., y C. M. Champagne, «Position of the Academy of Nutrition and Dietetics: Interventions for the treatment of overweight and obesity in adults», *J Acad Nutr Diet,* n.° 116, 2016, pp. 129-147.

Roca-Rodríguez, M. M., *et al.*, «Impact of an outpatient cardiac rehabilitation program on clinical and analytical variables in cardiovascular disease», *J Cardiopulm Rehabil Prev,* n.° 341, 2014, pp. 43-48.

Rondanelli, M., *et al.*, «Current opinion on dietary advice in order to preserve fat-free mass during a low-calorie diet», *Nutrition,* n.° 72, 2020.

Rubino, D. M., *et al.*, «Effect of weekly subcutaneous semaglutide vs daily liraglutide on body weight in adults with overweight or obesity without diabetes: The STEP 8 randomized clinical trial», JAMA, n.° 327, 2022, pp. 138-150.

Ryan, D. H., «Next generation antiobesity medications: Setmelanotide, semaglutide, tirzepatide and bimagrumab: What do they mean for clinical practice?», *J Obes Metab Syndr,* n.° 30(3), 2021, pp. 196-208.

Sánchez-Carracedo, D., «El estigma de la obesidad y su impacto en la salud. Una revisión narrativa», *Endocrinol Diab Nutr,* n.° 69(10), diciembre de 2022, pp. 868-877.

Sánchez Torralvo, F. J., *et al.*, «Normative reference values for hand grip dynamometry in Spain. Association with lean mass», *Nutr Hosp,* n.° 35, 2018, pp. 98-103.

Sgrò, P., *et al.*, «Exercise as a drug for glucose management and prevention in type 2 diabetes mellitus», *Curr Opin Pharmacol,* n.° 59, 2021, pp. 95-102, doi: 10.1016/j.coph.2021.05.006.

Turicchi, J., y R. O'Driscoll, «Associations between the proportion of fat-free mass loss during weight loss, changes in appetite, and subsequent weight change: Results from a randomized 2-stage dietary intervention trial», *Am J Clin Nutr,* n.° 111(3), marzo de 2020, pp. 536-544.

Vilchez López, F. J., *et al.*, «Las dietas de muy bajo valor calórico (DMBVC) en el manejo clínico de la obesidad mórbida», *Nutr Hosp.*, n.º 28, 2013, pp. 275-285.

Wadden, T. A., y M. L. Butryn, «Behavioral treatment of obesity», *Endocrinol Metab Clin North Am,* n.º 32, 2003, pp. 981-1003.

Wharton, S., *et al.*, «Daily Oral GLP-1 Receptor Agonist Orforglipron for Adults with Obesity», *N Engl J Med,* n.º 389(10), 2023, pp. 877-888.

Weghuber, D., et al., «Once-weekly semaglutide in adolescents with obesity», *N Engl J Med,* n.º 387, 2022, pp. 2245-2257.

Wei, S., *et al.*, «Sarcopenic obesity: Epidemiology, pathophysiology, cardiovascular disease, mortality, and management», *Front Endocrinol,* n.º 14, 2023.

Witham, M. D., *et al.*, «Repurposing Drugs for Diabetes Mellitus as Potential Pharmacological Treatments for Sarcopenia. A Narrative Review», *Drugs Aging,* n.º 40, 2023, pp. 703-719.

Wycherley, T. P., *et al.*, «Effects of energy-restricted high-protein, low-fat compared with standard-protein, low-fat diets: A meta-analysis of randomized controlled trials», *Am J Clin Nutr,* n.º 96, 2012, pp. 1281-1298.

Otras fuentes

American College of Sports Medicine, *Guidelines to Exercise Testing and Exercise Prescription,* Filadelfia, Williams & Wilkins, 1995 (5.ª ed.), pp. 206-235.

American College of Sports Medicine and the American Heart Association, «Physical Activity and Public Health: Updated Recommendation for Adults», *Circulation,* n.º 116, 2007, pp. 1081-1093.

Division of Nutrition, Physical Activity, and Obesity, National Center for Chronic Disease Prevention and Health Promotion, Atlanta, Adult Obesity Facts. Centers for Disease Control and Prevention, 2018, <https://www.cdc.gov/obesity/data/adult.html>.

GIRO Guía de consenso, <https://www.seedo.es/index.php/guia-giro>.

Manual de Endocrinología y Nutrición de la SEEN, <https://manual.seen.es/login>.

Mounjaro [summary of product characteristics], Eli Lilly Nederland B.V., Países Bajos.

«**Para viajar lejos no hay mejor nave que un libro**».

Emily Dickinson

Gracias por tu lectura de este libro.

En **penguinlibros.club** encontrarás las mejores recomendaciones de lectura.

Únete a nuestra comunidad y viaja con nosotros.

penguinlibros.club

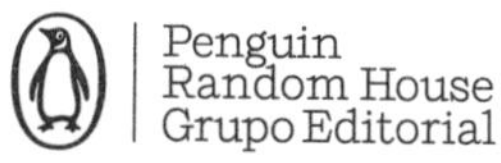